一图看懂
常用护理方法

主　编　侯惠如　杨　丽

副主编　王晓媛　杨　晶　刘志英　鲍莲华

主　审　钟光林

编　委　（以姓氏笔画为序）

于爱云	马　骁	王晓媛	尹建敏	石海燕
申雪琴	刘玉春	刘志英	刘翠平	闫雅凤
杜晓琳	杨　丽	杨　英	杨　晶	李　丽
来纯云	吴琳娜	邱佰云	沙薇薇	张　洁
张玉兰	张丽萍	张瑞芹	张文艳	张艳君
张雪珂	陈　曦	陈彦瑾	武淑萍	赵　诺
罗　政	罗　萍	官会莲	孟晓敏	胡　佩
侯惠如	袁熹娜	郭彦雪	黄　莉	龚竹云
崔　玮	鲍莲华			

统　筹　刘玉春　尹建敏

科学出版社

北　京

内 容 简 介

本书为帮助老年人提高自身保健知识而编写。全书共分四个部分，包括专科护理、留置管道护理、常见检查护理及日常护理方法，采用简明扼要、形象易懂的彩图方式，全面介绍了自我护理知识。便于老年人直观形象、易懂易记地掌握健康保健知识和技能。

本书是适合老年人自学的健康教育知识读本，也是老年保健护理人员、照料者的指导用书。

图书在版编目（CIP）数据

一图看懂常用护理方法／侯惠如，杨丽主编. —— 北京：科学出版社，2017.9
ISBN 978-7-03-054396-7

Ⅰ. ①一… Ⅱ. ①侯… ②杨… Ⅲ. ①常见病-护理-图解 Ⅳ. ① R47-64

中国版本图书馆 CIP 数据核字 (2017) 第 214083 号

责任编辑：郝文娜／责任校对：张小霞
责任印制：李 彤／封面设计：吴朝洪

科 学 出 版 社 出版
北京东黄城根北街 16 号
邮政编码：100717
http://www.sciencep.com
北京中科印刷有限公司 印刷
科学出版社发行 各地新华书店经销

*

2017 年 9 月第 一 版 开本：A5（890×1240）
2022 年 5 月第二次印刷 印张：6
字数：180 000

定价：58.00 元
（如有印装质量问题，我社负责调换）

前　言

　　健康教育是护理工作的重要组成部分，通过健康教育，有助于帮助患者建立健康的生活方式，掌握卫生保健知识和技能，树立健康观念，自愿采纳有利于健康的行为和生活方式，把健康知识转变成健康行为，有效地预防疾病。

　　由于老年人理解与接受能力有不同程度下降，易受生理、情感、语言等方面的影响，增加了教育难度；记忆力减退，遗忘快，加大了教育工作量。为提高老年人健康教育的实效性，我们编写了《一图看懂常用护理方法》读本，旨在提高老年人自我保健素养和生存质量，促进其健康生活。本书坚持三个原则：一是实用性，介绍的是老年人常见健康问题的处理；二是可行性，教会老年人一些听得懂、用得上、学得快的家庭及日常自我护理技能；三是趣味性，针对老年人记忆力、听力减退的问题，采用图示的方式传播医学常识。本书内容将共性和个性相结合，科学性和可操作性相结合，心理和生理相结合，内容丰富，涵盖面广。本书将健康和重返社会作为目标，常见病和多发病作为重点，可供更广泛的人群识记、理解、运用，亦可作为普及教育的教材使用。

　　全书内容简明扼要、图文并茂、形象生动，从专科护理、留置管道护理、常见检查护理、日常生活护理四个部分，涵盖呼吸、循环、消化、内分泌、神经、血液、泌尿七大系统，对 40 多个常见护理问题进行了详细阐述，直观形象、易懂易记，方便老年人掌握健康保健知识和慢性病康复知识与技能，降低慢性病并发症的发生。本书具有鲜明的实践性和实用性，是由具有丰富的临床经验的护理人员在总结多年健康教育的经验基础上，以满足老年人的护理需求编写而成。

　　限于作者水平和编写时间有限，不完善之处诚望各位专家、护理同行、读者提出宝贵意见。

解放军总医院　侯惠如

2017 年 8 月

目　录

1 坚持运动，远离心血管疾病

目 的

坚持运动，提高心肺功能，改善其代谢和生理状态；可使血糖、血压下降，减轻冠心病症状，减少老年人心血管的发病率率。

病情、年龄
体力、性别
运动生活习惯
兴趣爱好

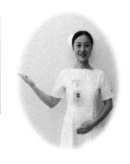

个体化运动处方

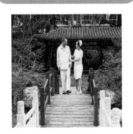

慢走

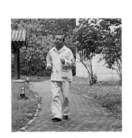

快走或慢跑

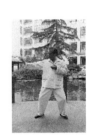

太极拳

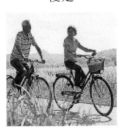

骑自行车

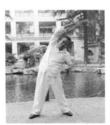

跳舞或节奏缓慢的健身操

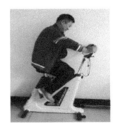

坐位踏车

1

运动强度

安全的最高心率 =170- 年龄

谈话试验：运动时谈话不喘气

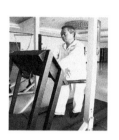

运动持续时间

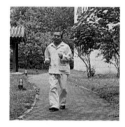

理想的持续时间
20 ~ 40 分钟 ✓

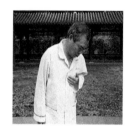

持续时间 > 60 分钟 ✗

运动频率

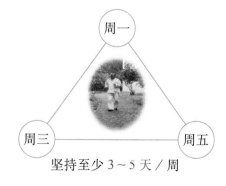

周一

周三　　　　周五

坚持至少 3 ~ 5 天 / 周

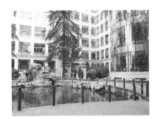

下午为宜

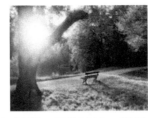

空气新鲜、环境清洁、阳光充足

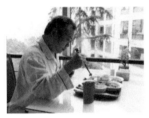

餐前、餐后 2 小时为宜

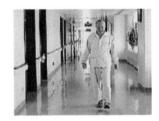

衣服宽松，鞋大小合适，
鞋底软而不滑

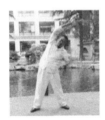

锻炼前后活动
10~15 分钟

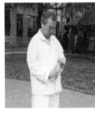

运动前后，
不宜大量饮水

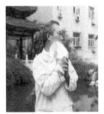

活动后用毛巾
擦干汗水

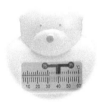

休息 15 分钟后洗澡，
水温 40℃ 以下

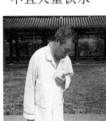

出现不适（心绞痛、头晕、心悸等）
症状不缓解，及时就医

理想的运动效果

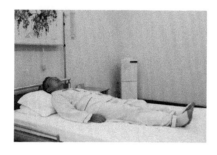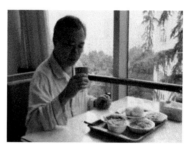

运动后稍微出汗，呼吸轻微加快，感觉舒适，
无持续疲惫感，睡眠、饮食良好

2 学会使用气雾剂

目 的

1. 气雾吸入剂是一种药物剂型，用于治疗哮喘、慢性支气管炎和肺气肿等。
2. 掌握气雾吸入剂的正确使用方法，确保疗效。

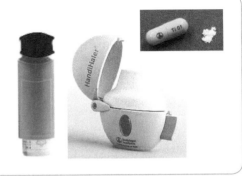

一、压力定量气雾剂

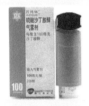

万托林

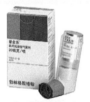

爱全乐

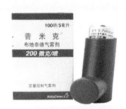

普米克

万托林使用方法

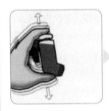

摇匀

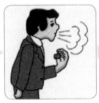

尽量用力呼气，全部呼出

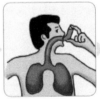

将咬嘴放入口内，按压同时开始吸气

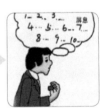

吸气结束后屏息 10 秒，再缓慢吐气

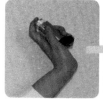 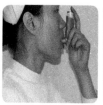 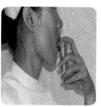

使用前摇匀　　　✓　不能倒置使用　✗

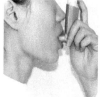 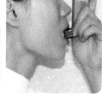 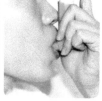 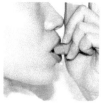

摇匀后取下 ✓　未取下盖子 ✗　彻底包紧 ✓　未完全含紧 ✗
盖子　　　　　　　　　　　含嘴

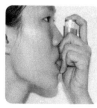 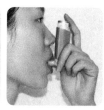 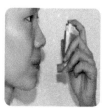 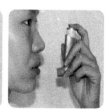

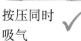

按压同时 ✓　按压与吸气 ✗　吸药后 ✓　吸药后立即 ✗
吸气　　　　未同步　　　屏息10秒　　呼气或屏息
　　　　　　　　　　　　　　　　　时间不够

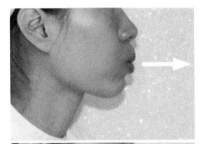 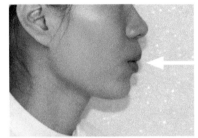

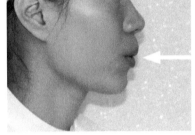 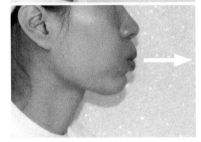

先呼气再含嘴吸气 ✓　　　　先吸气再含嘴呼气 ✗

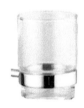 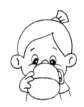 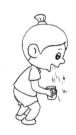

使用吸入剂 10 分钟后，用清水反复漱口 3~5 次

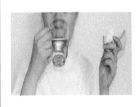　使用吸入剂后
先漱口，
后进食 ✓　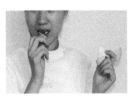　直接进食 ✗

二、单剂量干粉吸入剂——吸乐

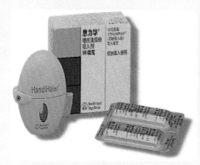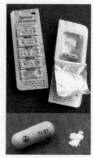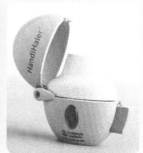

噻托溴铵粉

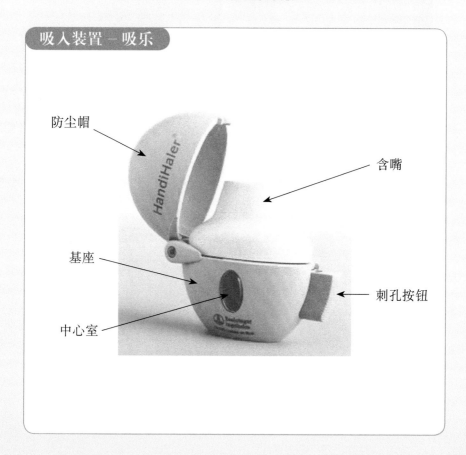

吸入装置－吸乐

防尘帽

含嘴

基座

刺孔按钮

中心室

1 放药

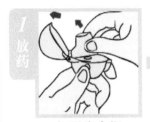

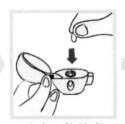

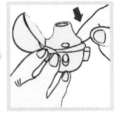

打开防尘帽
和含嘴

取出一粒胶囊
放于中央室

合上含嘴直至
听到咔哒声

2 按压

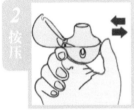

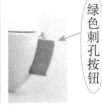

绿色刺孔按钮

将绿色刺孔按钮
完全按下一次，
然后松开

3 吸入

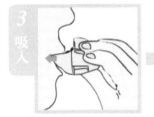

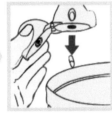

避开含嘴呼气，用嘴
唇含住含嘴缓慢、平
稳深吸气，将吸乐从
口中拿出尽可能屏气

打开含嘴，倒出用
过的胶囊，关闭含
嘴和防尘帽保存

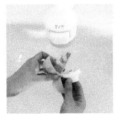

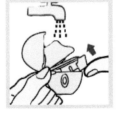

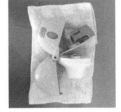

每月清洁一次，用温水淋洗，晒干，可反复使用

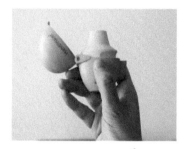

扣紧含嘴 ✓

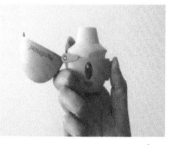

完全按下刺药按钮 ✓

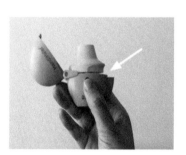

未扣紧含嘴 ✗

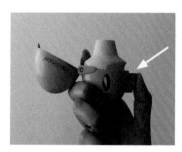

未完全按下刺药按钮 ✗

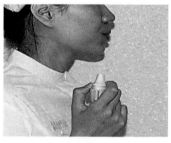

避开含嘴呼气 ✓

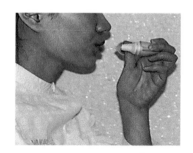

未避开含嘴呼气 ✗

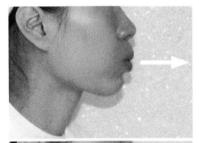
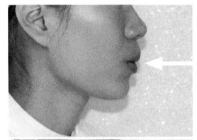
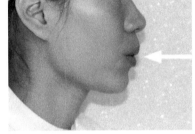
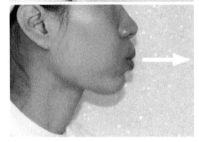

先呼气再含嘴吸气 ✓　　　　先吸气再含嘴呼气 ✗

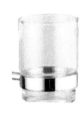
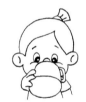
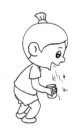

使用吸入剂 10 分钟后，用清水反复漱口 3~5 次

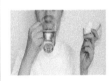

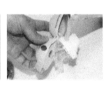
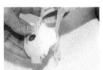

使用吸入剂后
先漱口，　✓　　直接进食 ✗　　完全打开 ✓　　未完全
后进食　　　　　　　　　　　冲洗　　　打开冲洗 ✗

三、多剂量干粉吸入剂——都保

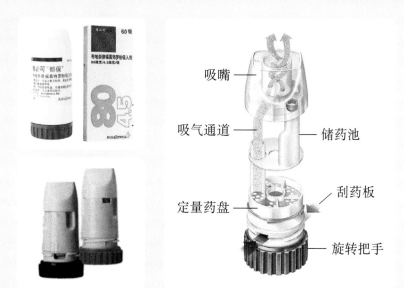

吸嘴

吸气通道

储药池

刮药板

定量药盘

旋转把手

吸入装置—都保

使用方法

使用都保前要进行初始化

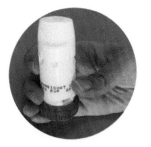

拿直都保，旋转开盖

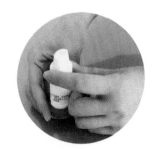

依次向左右方向
旋转到底两遍

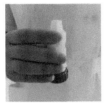
拿直都保
旋转开盖

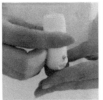
向左、向右
旋转到底装药

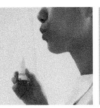
避开含嘴
呼气

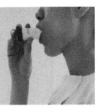
含住含嘴

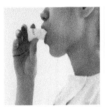
用力深吸
（用口吸气）

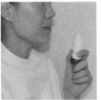
拿出含嘴，
屏气 5～10 秒
后正常呼气

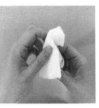
用干布
擦拭含嘴
进行清洁

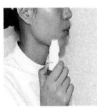
避开含嘴
呼气 ✓

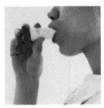
完全含住
含嘴 ✓

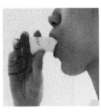
用口吸气 ✓

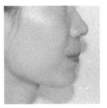
取出含嘴屏气
5～10 秒
后正常呼气 ✓

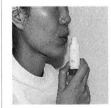
未避开
含嘴呼气 ✗

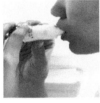
未完全
含住含嘴 ✗

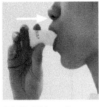
用鼻吸气 ✗

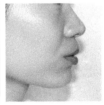
未屏气 10 秒 ✗

13

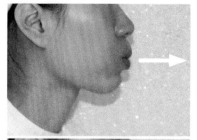
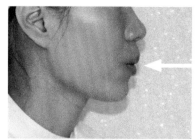
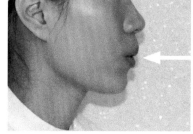
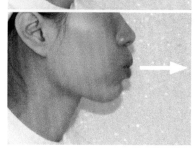

先呼气再含嘴吸气 ✓　　　　　先吸气再含嘴呼气 ✗

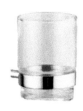

使用吸入剂 10 分钟后，用清水反复漱口 3~5 次

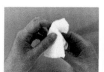

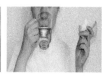
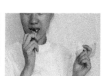

用干布擦拭含嘴　用水淋洗 ✗　使用吸入剂后　直接进食 ✗
进行清洁 ✓　　　　　　　　先漱口，
　　　　　　　　　　　　　后进食 ✓

四、多剂量干粉吸入剂——舒利迭

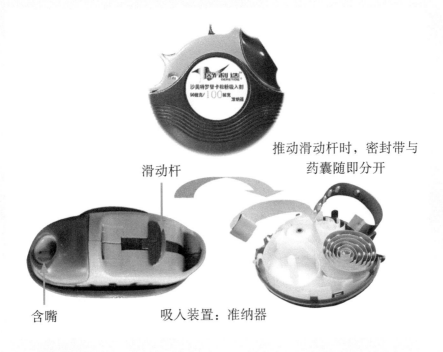

推动滑动杆时，密封带与药囊随即分开

滑动杆

含嘴

吸入装置：准纳器

使用方法

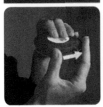

打开准纳器

推动拇指柄，直至完全打开

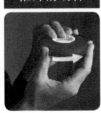

推开滑动杆

面向含嘴，往外推滑动杆，听到咔哒声

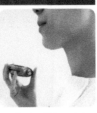

吸入及屏气

含住含嘴深吸气，吸入药物后，屏气 10 秒

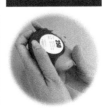

关闭准纳器

关闭准纳器

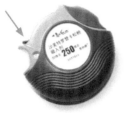 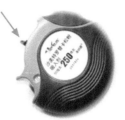

滑杆应完全拉到底 ✓　　　　滑杆未完全拉到底 ✗

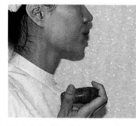 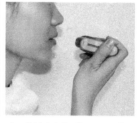 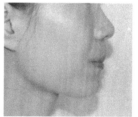

避开含嘴呼气 ✓　　水平放置含嘴，✓　　取出含嘴屏气 ✓
　　　　　　　　　对准使用者　　　　5~10 秒后正常呼气

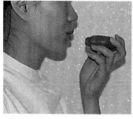 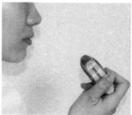 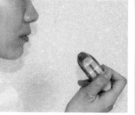 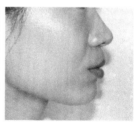

未避开含嘴呼气 ✗　未水平放置 ✗　未屏气 10 秒 ✗

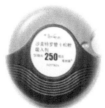 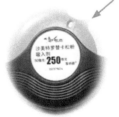

完全关闭吸入剂 ✓　　　　未完全关闭 ✗

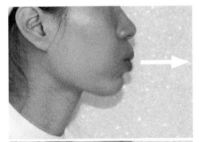 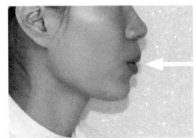
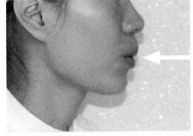 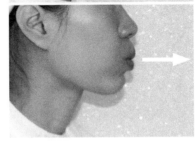

先呼气再含嘴吸气 ✓   先吸气再含嘴呼气 ✗

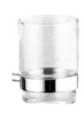 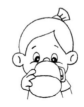 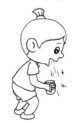

使用吸入剂 10 分钟后，用清水反复漱口 3~5 次

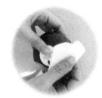 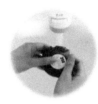 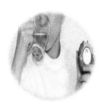 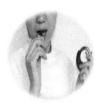

用干布
擦拭含嘴   用水淋洗 ✗   使用吸入剂后   直接进食 ✗
进行清洁 ✓   先漱口，
                        后进食 ✓

3 超声雾化吸入，轻松排痰

目 的

正确掌握超声雾化吸入方法，使药液有效吸入呼吸道，达到解痉、祛痰，减轻和控制呼吸道炎症的目的。

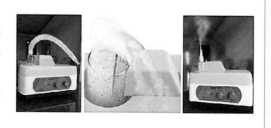

雾化吸入过程

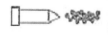

口、鼻、咽喉　　气管　　　　肺实质

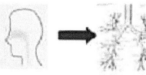

雾化粒子

呼出体外

小雾滴随着深而慢的吸气到达终末支气管和肺泡

雾化吸入的作用

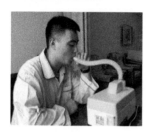

1. 湿化呼吸道
2. 稀释和松解黏稠的分泌物
3. 解除支气管痉挛
4. 减轻呼吸道炎症反应
5. 预防和控制呼吸道感染

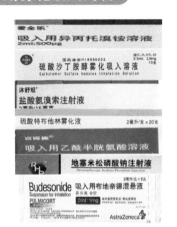

1. 控制感染：抗生素
2. 解除气道痉挛：沙丁胺醇、异丙托溴铵、硫酸特布他林
3. 稀释痰液：乙酰半胱氨酸、盐酸氨溴索
4. 减轻黏膜水肿：地塞米松、布地奈德

超声雾化吸入器的使用

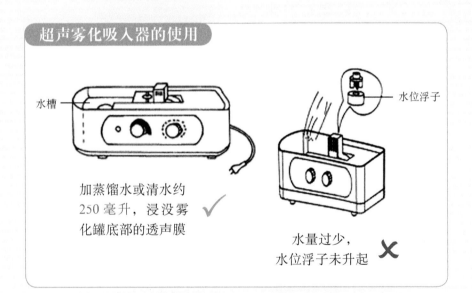

加蒸馏水或清水约250毫升，浸没雾化罐底部的透声膜 ✓

水量过少，水位浮子未升起 ✗

超声雾化吸入器的使用：第 1 步

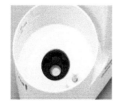 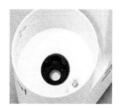

水温低于 40℃ ✓　　　　　　　水温过高 ✗

超声雾化吸入器的使用：第 2 步

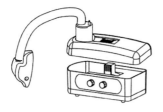 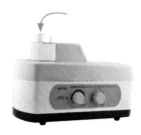

连接雾化器组件　　　　加入雾化液 30~50 毫升

超声雾化吸入器的使用：第 3 步

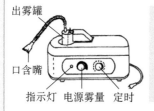

出雾罐

口含嘴

指示灯　电源雾量　定时

接通电源 ➡ 预热 3~5 分钟 ➡ 设定雾化时间 15~20 分钟 ➡ 调节雾挡为中挡

超声雾化吸入器的使用：第 4 步

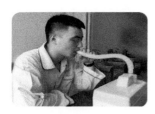

1. 用嘴深而慢的吸气
2. 用鼻呼气，使药液到达呼吸道深部

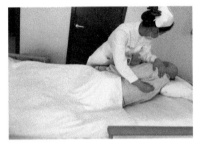

雾化后翻身拍背 ✓
促进排痰

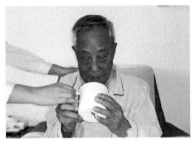

雾化后漱口 ✓
清洁口腔

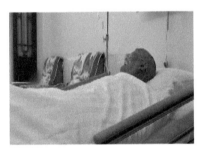

雾化时感到疲劳、憋气，✓
暂停雾化休息片刻

雾化时间过长 ✗

4 氧气雾化吸入，轻松排痰

目的

正确掌握氧气雾化吸入方法，使药物有效吸入呼吸道，达到解痉、祛痰、减轻和控制呼吸道炎症的目的。

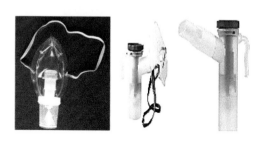

雾化吸入过程

口、鼻、咽喉　　　　气管　　　　　　肺实质

雾化粒子

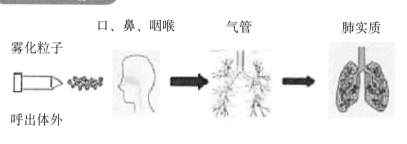

呼出体外

小雾滴随着深而慢的吸气到达终末支气管和肺泡

雾化吸入的作用

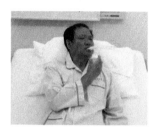

1. 湿化呼吸道
2. 稀释和松解黏稠的分泌物
3. 解除支气管痉挛
4. 减轻呼吸道炎症反应
5. 预防和控制呼吸道感染

常用雾化吸入药物

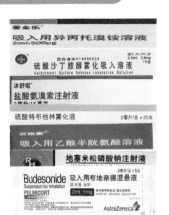

1. 控制感染：抗生素
2. 解除气道痉挛：沙丁胺醇、异丙托溴铵、硫酸特布他林
3. 稀释痰液：乙酰半胱氨酸、盐酸氨溴索
4. 减轻黏膜水肿：地塞米松、布地奈德

氧气雾化吸入器的使用

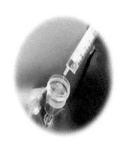 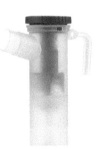 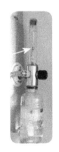 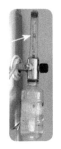

雾化罐加药液 5~8毫升 ✓　药液 加入过多 ✗　调节氧流量 6~8升/分钟 ✓　氧流量 过高 ✗

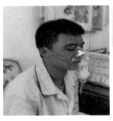 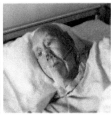

坐位或半卧位
用嘴深而慢的吸气，用鼻呼气，使药液到达呼吸道深部

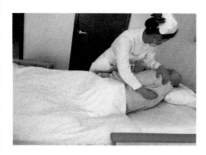

雾化后翻身拍背
促进排痰 ✓

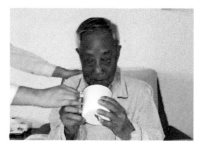

雾化后漱口
清洁口腔 ✓

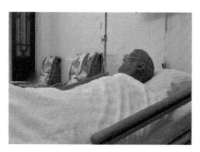

雾化时感到疲劳、憋气，✓
暂停雾化休息片刻

雾化时间过长 ✗

5 学会胸背部叩击，协助排痰

目 的

叩击胸背部，震动附着在气管、支气管、肺内的分泌物，使其松动后易于排出。

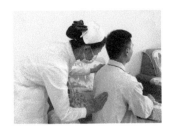

哪些人需要胸背部叩击

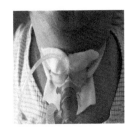

久病体弱、长期卧床、建立人工气道者；痰液黏稠、咳痰无力者

哪些人不能进行胸背部叩击

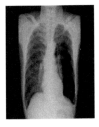

未经引流
的气胸

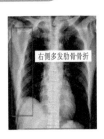

右侧多发肋骨骨折

肋骨骨折、
病理性骨折

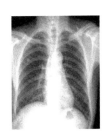

咯血、低血压、
肺水肿

胸背部叩击的方法 – 掌握时机

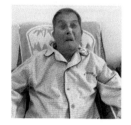

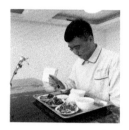

餐前 30 分钟，餐后 2 小时 ✓　　　进餐过程中 ✗

胸背部叩击的方法 – 体位

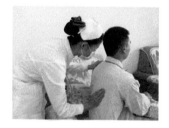

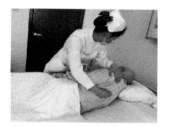

坐位　　　　　　　　　　　侧卧位

胸背部叩击的方法 – 叩击手法

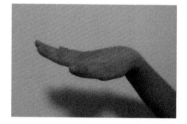

手似杯状，✓　　　　　　　手部扁平 ✗
发出空而深的拍击声

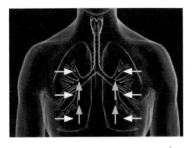
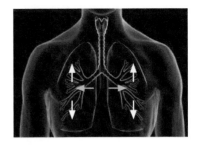

自下至上，从外向内 ✓ 方向杂乱无序 ✗

胸背部叩击的方法 – 叩击频率

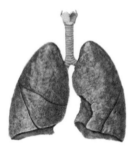

每一肺叶叩击
1~3 分钟，
120~180 次/分，
共约 5 分钟

胸背部叩击的方法 – 判断效果

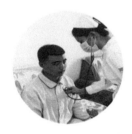
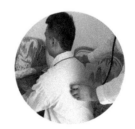

叩击前：听诊肺部有无呼吸音异常、干湿啰音，明确痰液潴留部位
叩击后：再次听诊确认效果

胸背部叩击的注意事项

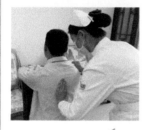
穿薄衣服 ✓

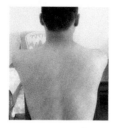
裸露皮肤 ✗

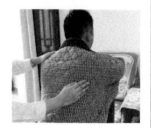
衣服过厚 ✗

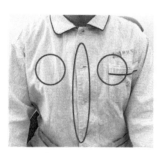
避开乳房、心脏、纽扣、
衣服拉链

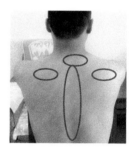
避开脊椎、肩胛骨

胸背部叩击后的注意事项

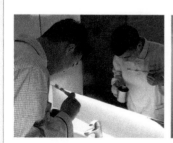
清洁口腔

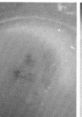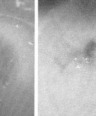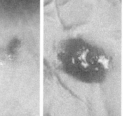
观察痰液

6 学会腹式呼吸，改善肺部功能

目 的

进行呼吸功能锻炼，改善肺部功能。

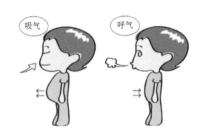

锻炼体位

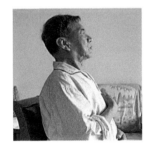

坐位

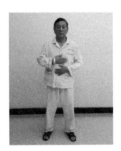

站位，双足分开，与肩同宽

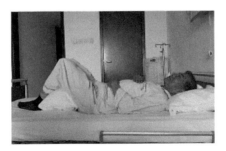

卧位，两膝半屈

29

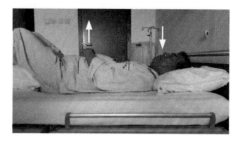

吸气：用鼻吸气，气体将手推起，腹部隆起

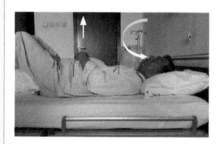

吸气时腹部隆起 ✓

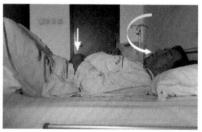

吸气时腹部凹陷

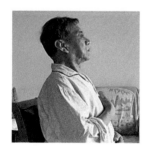

经鼻吸气，嘴巴紧闭 ✓

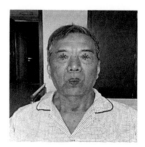

张口吸气

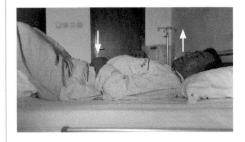

呼气：用口呼气，
用手向下用力，腹部凹陷

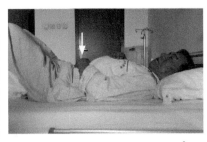

呼气时腹部凹陷 ✓

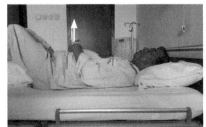

呼气时腹部凸起 ✗

注意事项

呼吸节奏：深吸慢呼　屏息时间：量力而行

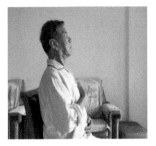

用鼻深吸气（腹部隆起）
3 秒，屏息 1 秒
用口慢呼气（腹部凹陷）
6 秒，屏息 1 秒

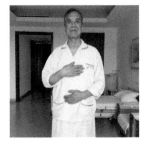

练到微热、微汗

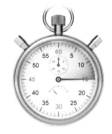

10~15 分钟／次
2~3 次／日

7 你会测血糖吗

目的

学会正确测量血糖，监测血糖变化，为糖尿病患者及时调整饮食、运动和用药剂量提供依据。

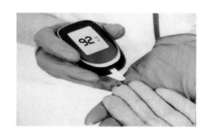

血糖仪种类

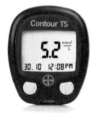

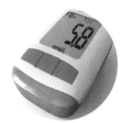

免调试血糖仪　　　　　每盒试纸更换时用调芯片调试

物品准备

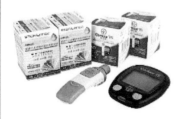
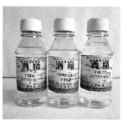
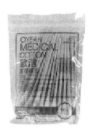

血糖仪、血糖试纸、采血针、医用乙醇（酒精）、无菌干棉签

正确测量血糖

① 插入试纸　　**②** 吸取少量血样　　**②** 5 秒后显示结果

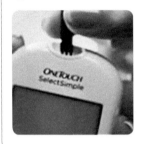 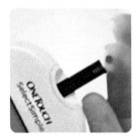 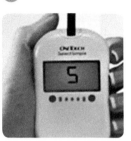

注意事项

1. 一次吸取足够血量，不要二次补血
2. 吸取血样时不要紧贴皮肤
3. 酒精挥发完全后采血，避免影响测试结果
4. 避免在采血局部挤血，造成组织液渗出影响结果
5. 仪器在做血样测试时，避免磕碰或大幅度移动

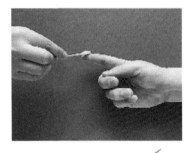 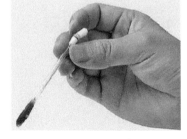

酒精消毒手指　✔　　　　碘伏消毒手指

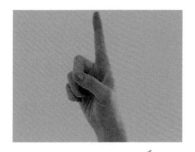

酒精自然晾干 ✓

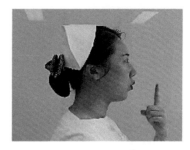

酒精用嘴吹干 ✗

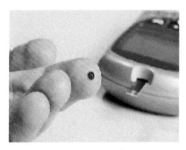

1 滴血自然冒出 ✓

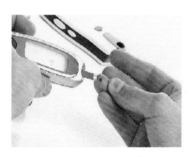

慢慢挤出 1 滴血 ✗

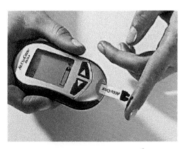

血糖仪平放，✓
试纸条吸血

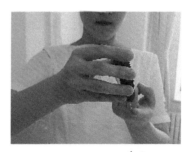

血糖仪竖放，✗
试纸条吸血

8 你会注射胰岛素吗

目 的

正确注射胰岛素，达到控制血糖的目的。

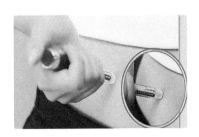

胰岛素注射九步法

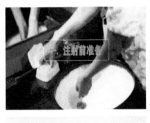
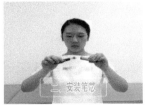
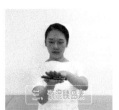

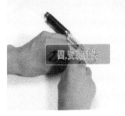
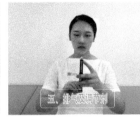
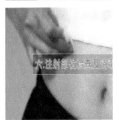

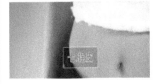
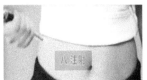
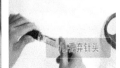

1 **注射前准备**

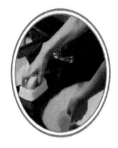 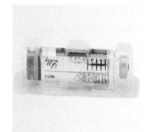 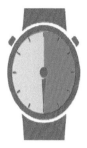

洗手，从冰箱取出未开启的胰岛素，室温回暖 30 分钟
（降低注射时的疼痛）
开启的胰岛素不需放入冰箱内，放置室温低于 30℃，
按说明书开启时间保存

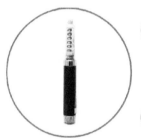 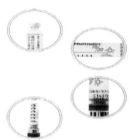

核对胰岛素
药名、剂量，
确保胰岛素用量

2 **正确安装笔芯**

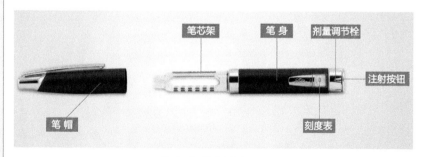

笔芯架　　笔身　　剂量调节栓

注射按钮

笔帽　　　　　　　　刻度表

胰岛素笔组成部分

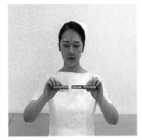

旋开笔帽

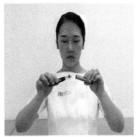

拧下笔芯架

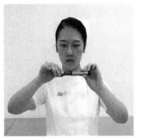

将胰岛素装入笔芯架
并拧紧

③ **预混胰岛素需混匀**

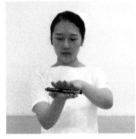

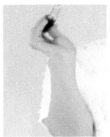

1. 将胰岛素笔放手心中水平滚动 10 次
2. 用握毛笔的方式握住胰岛素笔，腕关节不动，肘关节从垂直到水平上下翻动 10 次

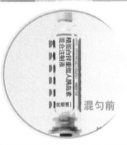

混匀前

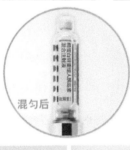

混匀后

直至胰岛素变成
均匀的白色云雾
状液体

针头组成

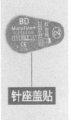

针座盖贴

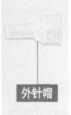

外针帽

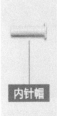

内针帽

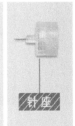

针座

④ 安装针头

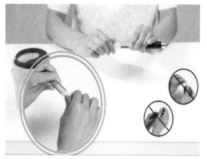

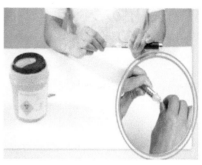

取下针座盖贴，
将针座直对笔芯拧紧

取下外针帽、内针帽

⑤ 排气及调节剂量

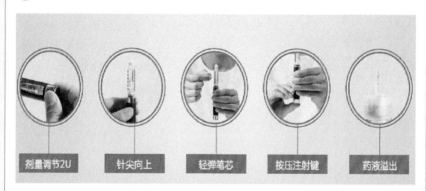

| 剂量调节2U | 针尖向上 | 轻弹笔芯 | 按压注射键 | 药液溢出 |

每次注射前均需要排气

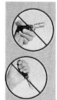

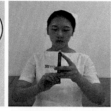

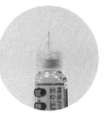

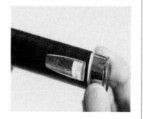

药液溢出后表明驱动杆与笔芯完全接触

遵医嘱调节剂量

⑥ 注射部位选择及消毒

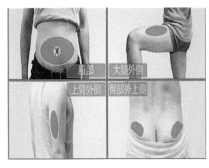

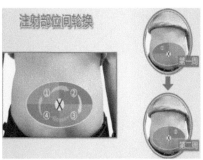

人体最适宜注射胰岛素的部位

每次注射时要选不同部位，轮换
注射，避免同一部位反复注射

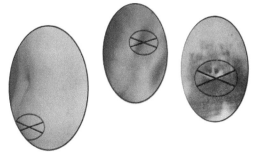

避开脂肪增生、萎缩、瘀斑等部位注射

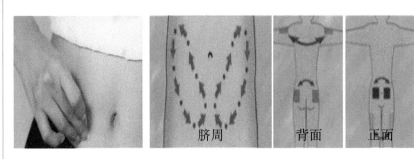

脐周　　　　背面　　　　正面

酒精棉片或酒精棉棒消毒：
以注射点为中心由内向外消毒，直径 5 厘米，待干
同一注射部位的左右轮换

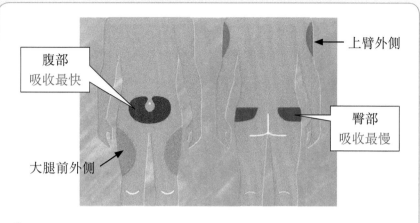

上臂外侧

腹部
吸收最快

臀部
吸收最慢

大腿前外侧

7 捏皮时机与方法

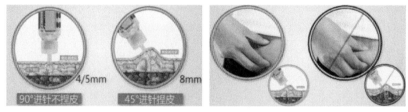

4/5mm 90°进针不捏皮　　8mm 45°进针捏皮

依针头长度、体型决定捏皮：
除消瘦者外针头 4~5 毫米不需捏皮；
使用 8 毫米针头必须捏皮

正确的捏皮手法：
拇指、中指、示指 5 个手指
同时捏皮可能导致肌肉注射

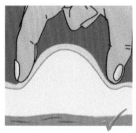

捏起皮肤注射，
保证正确皮下注射的
有效方法

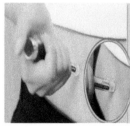

快速进针，
缓慢注射胰岛素

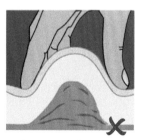

避免误入肌肉层，否
则，胰岛素吸收曲线
将不能与血糖吸收峰
值相吻合

40

⑧ 注射角度与停留时间

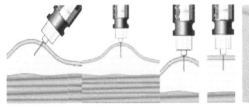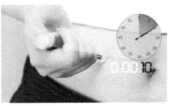

儿童	正常体重	肥胖成年人	针头留置 10 秒后快速拔针
消瘦成年人	成年人		

⑨ 丢弃针头

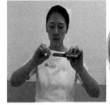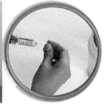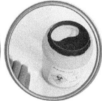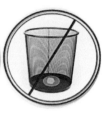

注射完毕后　　　　　　　　拧下针头，
立即盖上外针帽　　　　丢在有盖的硬容器内

𝟗 发生低血糖我该怎么办

目 的

　　了解低血糖的症状，学会自我识别、预防及处理低血糖反应。

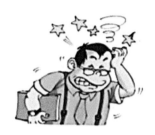

什么是低血糖

低血糖

无症状性低血糖	症状性低血糖	严重低血糖
血糖 ≤ 3.9mmol/L，但无低血糖症状	血糖 ≤ 3.9mmol/L，且有低血糖症状	需旁人帮助，常有意识障碍

可疑症状性低血糖：出现低血糖症状，但没有检测血糖

相对性低血糖：有低血糖症状，但血糖 > 3.9mmol/L

低血糖常见症状

饥饿

发抖

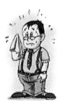
出汗

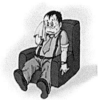
心慌

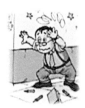
焦虑

不友好

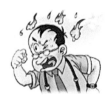
急躁、易怒

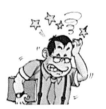
头痛

低血糖反应时居家处理

记住两个"15"

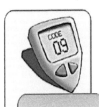

有条件
测血糖

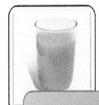

进食 15 克
含糖食物

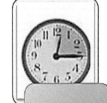

等待
15 分钟

首选单糖、纯糖食物

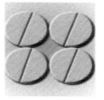 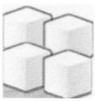 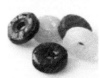

4 片葡萄糖片　　2～4 块方糖　　4 茶勺白糖　　3～5 颗硬糖

次选液体食物

 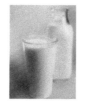 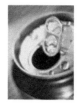

半杯橘子汁　　250 毫升脱脂牛奶　　150 毫升可乐　　3/4 瓶苏打水

再选果糖食物

 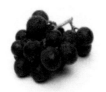

1 个苹果（120 克）　12～15 颗葡萄（85 克）　1 个橙子（165 克）

最后选淀粉类食物

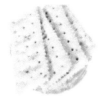 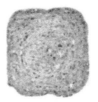 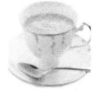

4 片苏打饼干　　1 片面包（30 克）　　小碗燕麦粥（150 克）

服用上述糖类后，不应立即进食，以免延缓糖的吸收

服阿卡波糖等糖苷酶抑制剂后发生低血糖的处理

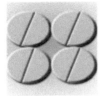
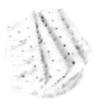
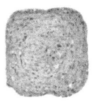

口服葡萄糖 ✓　　　　饼干、面包、馒头等 ✗

服糖后如何自我监测

血糖 ⬆
- 血糖 > 3.9mmol/L，症状好转，按正常时间进餐或加餐

血糖
- 血糖仍 ≤ 3.9mmol/L 或症状无好转，再按前两个"15"的规则处理
- 如果血糖依然很低，或出现神志不清，应即刻送医院救治

服糖后等待 15 分钟，测血糖

低血糖意识丧失的处理

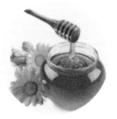
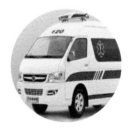

牙龈上涂蜂蜜　　　　拨打 120，等待救治

糖尿病者外出时

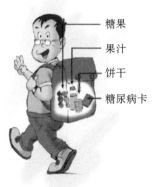

糖果
果汁
饼干
糖尿病卡

糖尿病急救卡

我的姓名:

紧急联系人姓名:　　　　　电话:

地址:

　　我患有糖尿病,若发现我神志不清或行为异常,可能是低血糖反应。我若能吞咽,请给我一杯糖水、果汁或其他含糖饮料(已随身携带)。若15分钟内尚未恢复,请送我到医院并通知我的家人。若我昏迷不能吞咽了,切勿喂我食物,并请立即送我到医院及时通知我的亲人,谢谢您的热情帮助!

10 糖尿病足早预防

目 的

　　增强糖尿病患者足部的保护意识，降低糖尿病足的发生率。

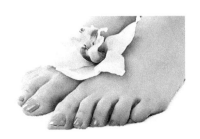

危险因素：病史

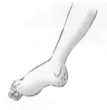

有足溃疡病史

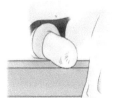

有截肢病史

危险因素：神经病变

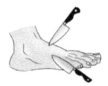

刀割样感觉

火烧样感觉

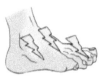

刺痛的感觉

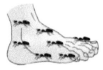

蚂蚁爬的感觉

危险因素：血管状态

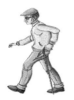

间歇性跛行

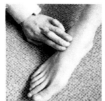

足背动脉搏动
减弱或消失

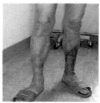

下肢静脉
功能不全

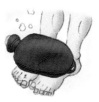

足部苍白、冰凉、
温度低

危险因素：皮肤

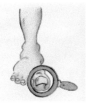

趾甲异常

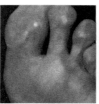

胼胝

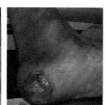

溃疡

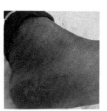

干燥

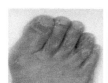

真菌感染
（灰指甲）

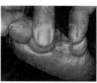

真菌感染
（足癣）

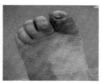

足趾感染

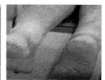

皮肤皲裂

危险因素：骨关节畸形

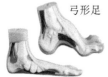
弓形足
扁平足

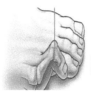

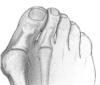

危险因素：鞋袜问题

足趾空间狭小

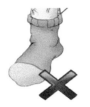
袜口过紧，
血流不通畅

早期筛查：感觉评估

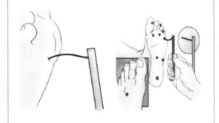
10 克尼龙丝检查

早期筛查：周围血管评估

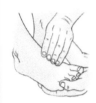
触摸足背
动脉搏动

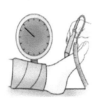
多普勒
超声检查

早期筛查：双脚形态及功能评估

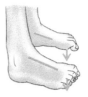

足部畸形

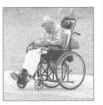
功能障碍

49

每天检查足部

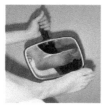
每天检查
足部 ✔

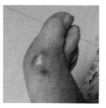
脚已磨破 ✘

保持足部皮肤健康

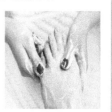
使用
护理膏或霜 ✔

护理霜涂
抹于足趾间
或溃疡伤口上 ✘

正确洗脚

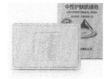
使用
中性肥皂 ✔

使用
碱性肥皂 ✘

温度计
测水温 ✔
37~40℃

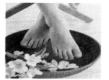
用脚
感觉水温 ✘

细心修剪趾甲

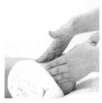
浅色毛巾擦
干脚趾间的
水分 ✔

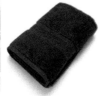
深色毛巾擦
干，不易观察
渗血、渗液 ✘

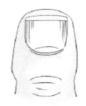
脚趾甲长度、
形状适宜 ✔

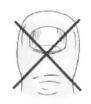
修剪有弧度，
边上剪得过深 ✘

选择舒适的鞋

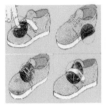 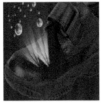 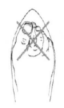 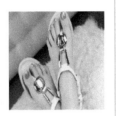

选择合适的鞋 ✓   不适合的鞋 ✗

选择舒适的袜子

   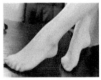

穿浅色袜子 ✓ 穿深色袜子 ✗ 穿棉袜 ✓ 穿丝袜 ✗

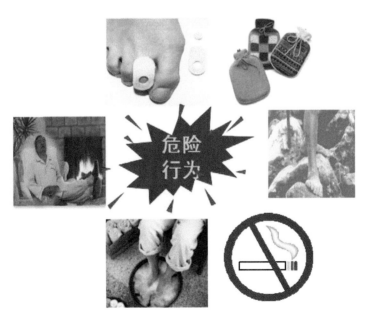

11 预防下肢静脉血栓

目 的

　　增强下肢静脉血栓的自我防范意识，学会多种预防方法，有效预防下肢静脉血栓。

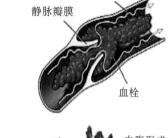

静脉血流
静脉瓣膜
血栓

静脉血栓的危害

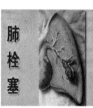

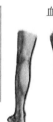

血液垃圾

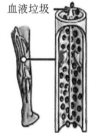

血脂形成

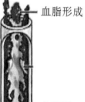

血管壁增厚

合理饮食

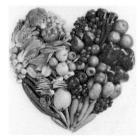

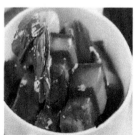

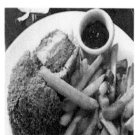

富含纤维素 ✓　　　　高胆固醇 ✗　　　　油炸辛辣刺激 ✗

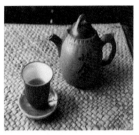
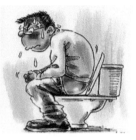

不吸烟 ✓　　　饮浓茶、咖啡 ✗　　　大便秘结 ✗

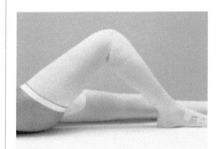
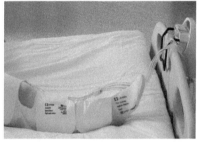

卧床期间穿弹力袜，
建议持续使用并保持袜身平展

卧床期间建议持续
使用抗血栓泵

保护下肢静脉

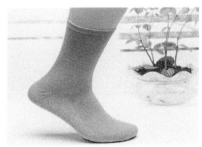
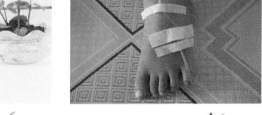

下肢保暖 ✓　　　下肢静脉穿刺 ✗

自我监测，及时就医

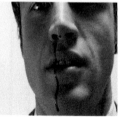
出血倾向

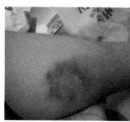
皮肤瘀斑

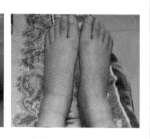
肢体肿胀、疼痛，
皮肤色泽改变

12 简易步态训练

目 的

简易步态训练简便易学，能提高患者的平衡能力和协调性，有效预防跌倒。

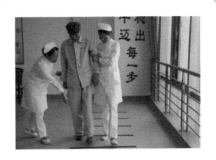

步态训练人群

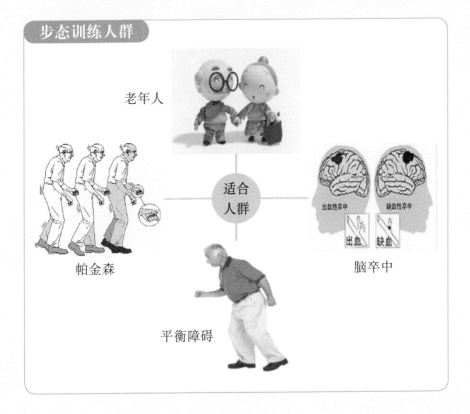

老年人

帕金森

适合人群

脑卒中

平衡障碍

55

异常步态的风险

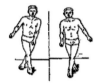

醉汉样步态

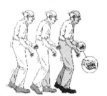

慌张步态

画圈步态

跌倒

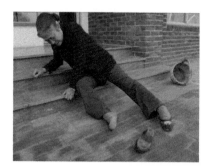

训练场地选择

长 ≥ 6 米，宽 ≥ 1 米，
平坦场地，画出标记

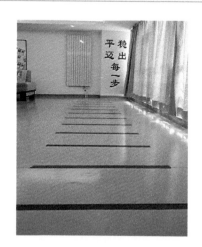

56

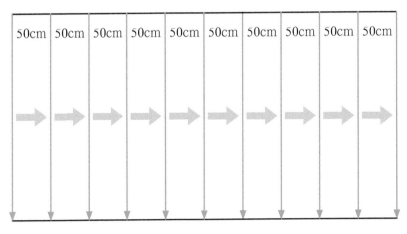

| 50cm | 50cm | 50cm | 50cm | 50cm | 50cm | 50cm | 50cm | 50cm | 50cm |

5 米步态训练法

每 50 厘米画一条醒目的直线

共 11 条

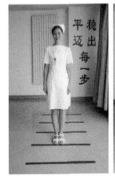 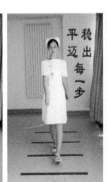 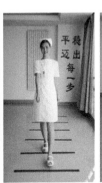 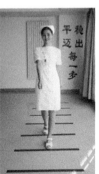

| 身体站直
目视前方 | 足尖
尽量抬高 | 足跟
先着地 | 再足尖
着地 |

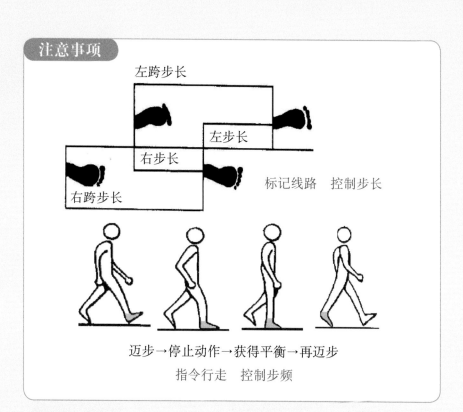

左跨步长

左步长

右步长

右跨步长

标记线路　控制步长

迈步→停止动作→获得平衡→再迈步

指令行走　控制步频

安全保护

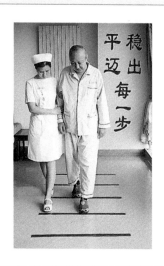

每次训练 5~10 轮

每 5 轮休息 10 分钟

每日训练 1~2 次

13 腹膜透析居家护理

1. 利用人体腹腔作为自然半透膜代替肾脏清除体内代谢废物和多余水分。
2. 掌握居家腹膜透析方法，有效预防相关并发症，降低腹腔感染率，确保良好的透析质量和效果。

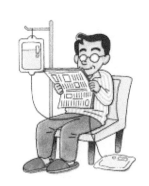

腹膜透析装置

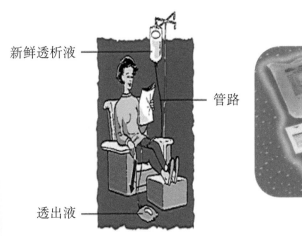

新鲜透析液

管路

透出液

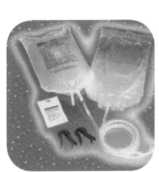

透析液

59

腹膜透析过程

引流	灌入	完成换液	留腹

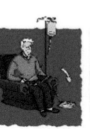 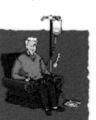 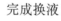 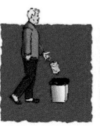 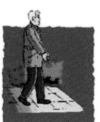

旧液	新鲜透析液	丢弃透析管路	透析液

腹膜透析用品

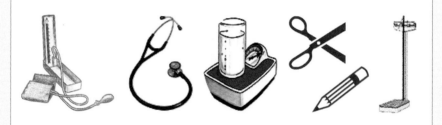

1．血压计听诊器	6．输液架	11．垫巾
2．碘伏消毒液	7．75% 乙醇	12．剪刀
3．口罩	8．恒温箱	13．腹透记录本
4．电子秤	9．紫外线灯	14．圆珠笔
5．体重计	10．伤口敷料	15．蓝夹子

腹透房间准备

- 干净整洁、阳光充足、通风好的房间作为专用腹膜透析间
- 每天紫外线消毒房间 2～3 次，每次 30 分钟，消毒后开窗通风
- 透析前用酒精纱布擦拭操作台

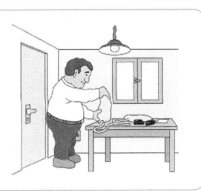

严格无菌操作

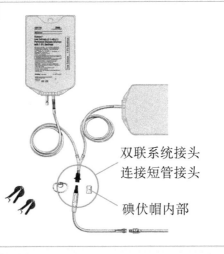

双联系统接头
连接短管接头

碘伏帽内部

检查腹透液

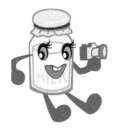
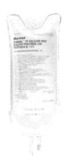

浓度
有效日期
容量
渗漏

换腹透液注意事项

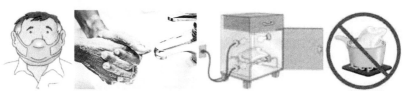

戴口罩　　洗手：六步洗手法　　用恒温箱　　加热时不能
　　　　　　　　　　　　　　　　加热腹透液　　撕开或除去
　　　　　　　　　　　　　　　　　　　　　　　外包装袋

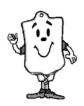 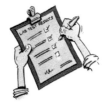 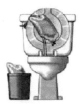

检查透析液，呈淡　　透出液　　引流／灌入时间　　废液倒入马桶
黄色透明，无浑浊　　称重并记录　　过长，"净出超　　软袋扔进垃圾桶
　　　　　　　　　　　　　　　　量"减少
　　　　　　　　　　　　　　　　寻求医疗帮助

导管和置管口

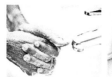 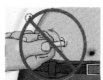 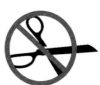

接触前洗手　　不能拉扯、　　牢固固定　　不可在其周围
　　　　　　　扭转、压迫　　在皮肤上　　使用剪刀

62

如何发现腹膜炎

发热

透析液浑浊

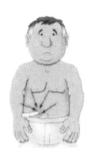

持续性腹痛

如何判断导管出口处感染

- 周围发红
- 肿胀
- 触摸时疼痛
- 有脓性分泌物

发生腹膜炎及导管出口处感染怎么办

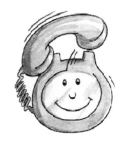

立即就医

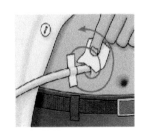

增加"换药"次数

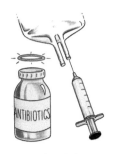

积极治疗

接头污染了怎么办

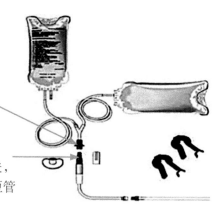

双联系统末端接头污染
立即更换双联系统

连接短管的末端接头污染
立即关闭短管上的螺旋开关，
换新的碘伏帽，更换新的短管

超滤不佳

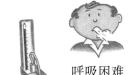

眼睑浮肿

呼吸困难

高血压

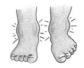

踝部肿胀

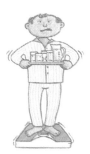

体重增加

水潴留怎么办

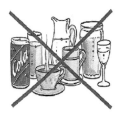

减少液体摄入

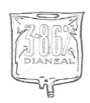

使用高浓度透析液
直至体重恢复正常

超滤过多

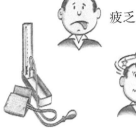

疲乏

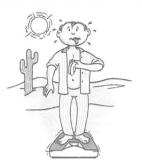

低血压　　　　　头晕　　　　　体重下降

超滤过多怎么办

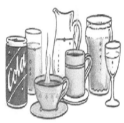

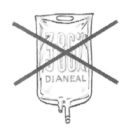

增加液体摄入

不使用高浓度透析液
直至体重恢复正常

运动注意事项

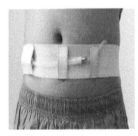

透析导管
妥善固定 ✓

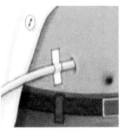
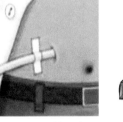

牵拉挤压导管 ✗

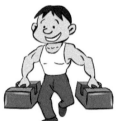

提举重物
腹压增加 ✗

选择食用优质蛋白富含维生素、纤维素食物

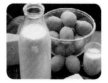
牛奶、鸡蛋

新鲜蔬菜

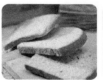
全麦

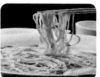
粗面

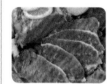
瘦肉

水果

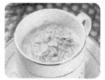
麦片

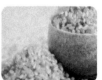
糙米

限制、避免食用的食物

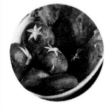

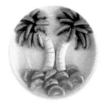

高钾食物：蘑菇、大枣、香蕉、橘子、柚、番茄、水果汁

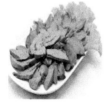
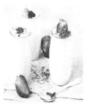
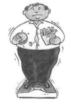

高磷饮食：
动物内脏、酸奶、布丁

碳水化合物：
糖、淀粉、
高脂肪食物

保持出入量平衡

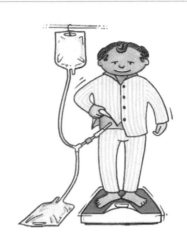

每日清晨空腹测体重，
测量血压，准确记录

自我护理！您准备好了吗

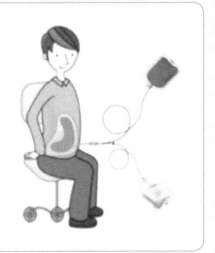

居家腹膜透析是尿毒症患者，进行
血液净化治疗的重要方式

掌握腹膜透析相关知识和熟练进行
腹膜透析治疗，可以确保良好的透
析质量和效果

14 动静脉内瘘的自我维护

目 的

1. 动静脉内瘘主要用于血液透析治疗。
2. 掌握动静脉内瘘的维护方法，维持瘘的正常功能，延长使用时间。

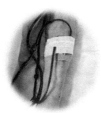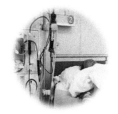

血液透析最理想的血管通路
尿毒症患者的生命线

动静脉内瘘成熟时期

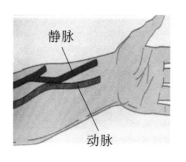

静脉

动脉

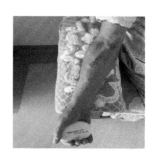

达到成熟期至少需要 4 周时间，
最佳成熟期是 3~4 个月

动静脉内瘘日常检查

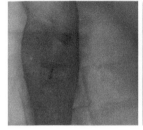 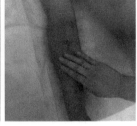 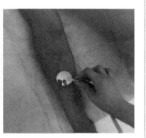

看：肿胀、瘀斑   触：震颤   听："沙沙"声
破溃、皮疹、清洁   （猫颤感）   （血管杂音）

术后第 14 天起，每天至少 4 次（早、中、晚、睡前）

动静脉内瘘日常保护

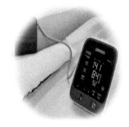 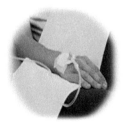 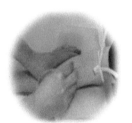

测血压 ✗   输液 ✗   抽血 ✗

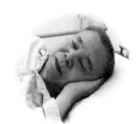 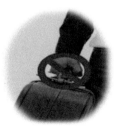 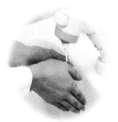

受压 ✗   提重物 ✗   冷水洗手 ✗

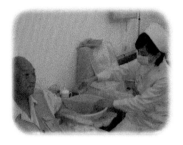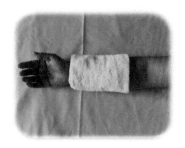

热敷法

透析结束 24 小时后

40~50℃ 热毛巾敷内瘘上，3~5 分钟更换 1 次

每次热敷 20~30 分钟，每日 2 次

动静脉内瘘日常锻炼

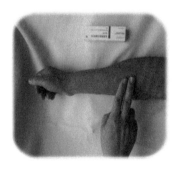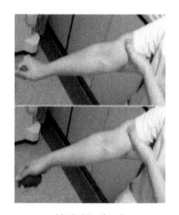

按摩血管，喜疗妥涂抹穿刺部位，沿内瘘血管走向，轻轻按摩 15 分钟，每日 2~3 次

健瘘操（一）

- 手臂自然放下，握软球，紧加压，默念 1~10 秒
- 当握紧到第五次时，将手臂弯曲用力 1~5 秒
- 手臂放松并伸直，每次 15 分钟，每日 3 次

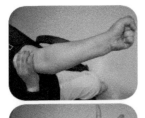
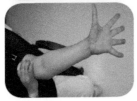

健瘘操（二）
健侧手紧握瘘侧肢体的近心端，瘘侧肢体反复进行握拳和松拳运动，直至瘘侧肢体静脉怒张为有效，每次 15 分钟，每日 3 次

易导致内瘘失功的因素

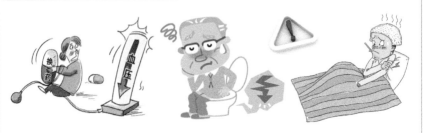

低血压 　　　　　 腹泻 　　　　　 发热、寒战

震颤变弱，应立即联系医生

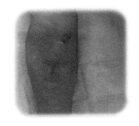 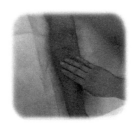 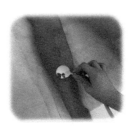

血管瘪了 　　　　 猫颤消失 　　　　 "沙沙"声听不到

15 如何配合放射治疗

目 的

1. 放射治疗是利用放射线治疗恶性肿瘤的一种局部治疗方法。
2. 掌握放射治疗流程及注意事项，确保放疗如期完成，提高疗效。

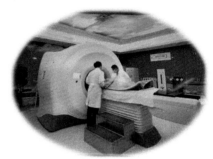

放射线   杀死   恶性肿瘤

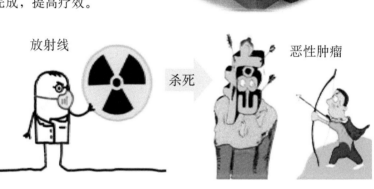

放 疗

依据病情发展和治疗效果
不断调整治疗方案

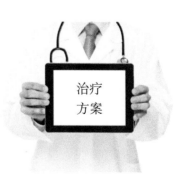

治疗
方案

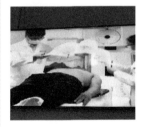 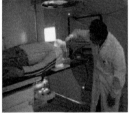 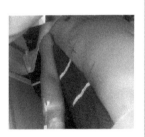

制作体模   定位   标记

放疗期间

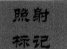

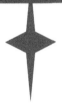

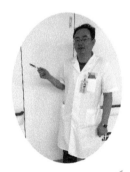

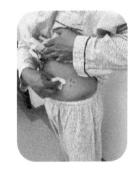

标记不清晰，医生重新描画 ✓   自己随意涂改照射标记 ✗

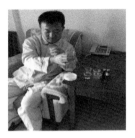

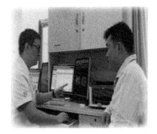

医嘱用药，坚持服用   如有不适，及时就诊

放疗时

平卧于治疗床上，平静呼吸，
请勿随意乱动，如有不适，
举手示意

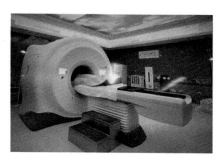

保护放疗区域皮肤

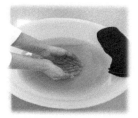 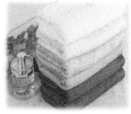 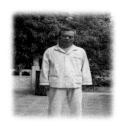

温水，软毛巾清洁皮肤 　　棉质宽松衣物 ✓

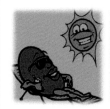   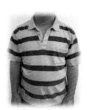

阳光直射，用刺激化学物品 　　紧身
化纤衣物 ✗

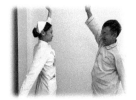

适量运动，心情舒畅

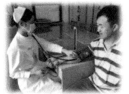

定期复查

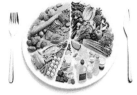

保证营养

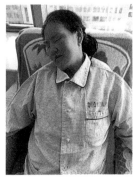

乏力

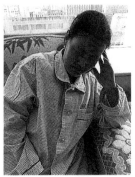

头晕

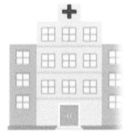

如有不适，及时就诊

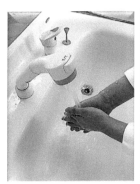

勤洗手

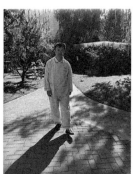

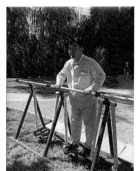

多运动，防感冒

16 如何调配化疗饮食

目 的

　　合理调配饮食，补充营养，增强免疫力，有利于耐受化疗的毒副作用。

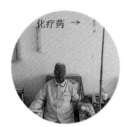
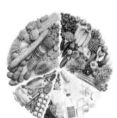

饮食原则

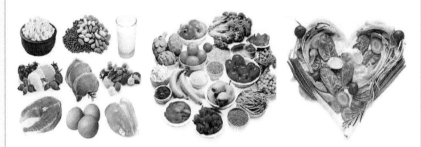

高蛋白、高热量、高维生素、低脂、清淡

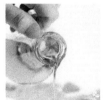
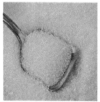
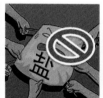
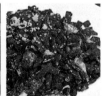

少油、少糖、少盐、不辛辣

增强免疫力的食物

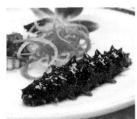
海参

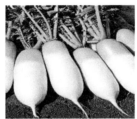
新鲜萝卜

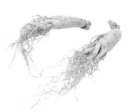
人参

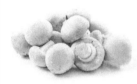
蘑菇

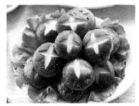
香菇

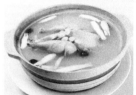
鸡汤

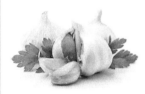
大蒜

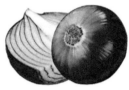
洋葱

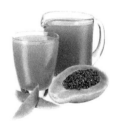
木瓜汁

提升白细胞的食物

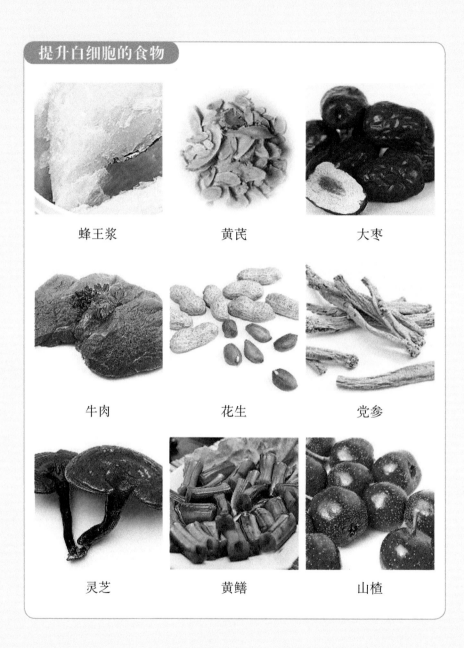

蜂王浆　　　　　黄芪　　　　　　大枣

牛肉　　　　　　花生　　　　　　党参

灵芝　　　　　　黄鳝　　　　　　山楂

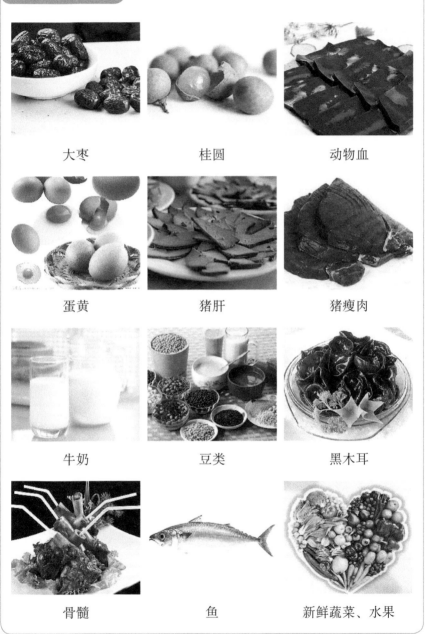

大枣	桂圆	动物血
蛋黄	猪肝	猪瘦肉
牛奶	豆类	黑木耳
骨髓	鱼	新鲜蔬菜、水果

改善肝肾功能食物

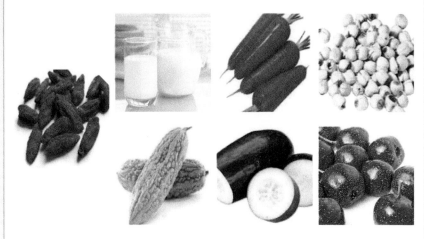

枸杞、牛奶、胡萝卜、莲子、苦瓜、冬瓜、山楂等

合理选用辅助营养保健品

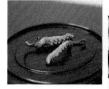

冬虫夏草

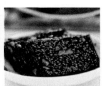

阿胶固元膏

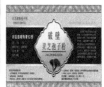

灵芝孢子粉

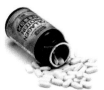

胶原蛋白

建议避免食用

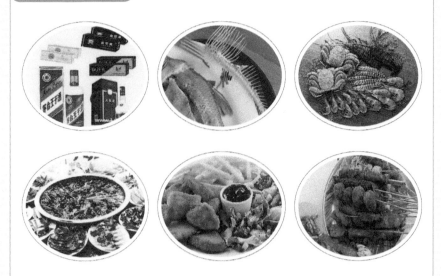

忌烟酒，避免海鲜、辛辣、油炸、熏烤类食物
血小板减少时不吃带骨、刺等粗糙食物

注意口腔卫生

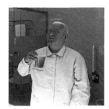 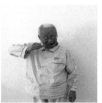 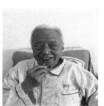 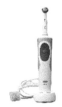

勤漱口、勤刷牙
使用儿童细软牙刷 ✓　　剔牙 ✗　　电动牙刷
刷牙 ✗

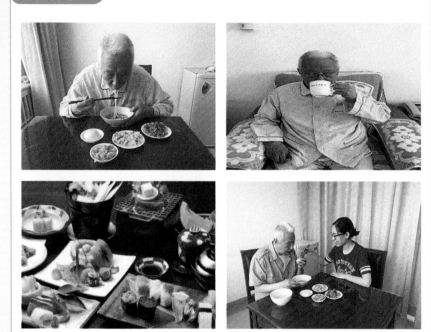

少量多餐，多饮水，色香味美，增进食欲

17 腰椎骨折术后康复训练

目 的

　　正确的功能锻炼能保持关节灵活性，促进腰背肌的功能恢复，防止神经根粘连。

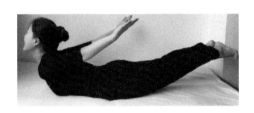

踝、膝关节运动　　第一阶段

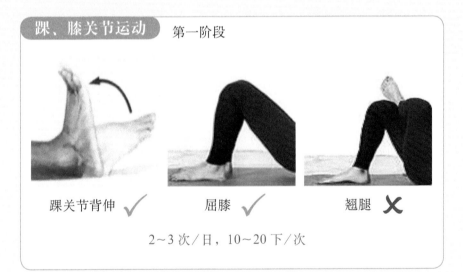

踝关节背伸 ✓　　　　屈膝 ✓　　　　翘腿 ✗

2~3 次/日，10~20 下/次

直腿抬高练习 第一阶段

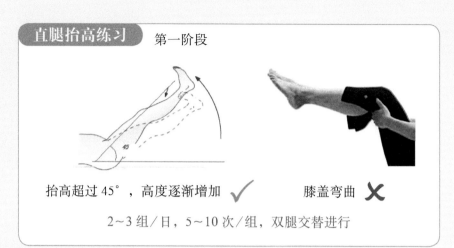

抬高超过 45°，高度逐渐增加 ✓　　　膝盖弯曲 ✗

2~3 组／日，5~10 次／组，双腿交替进行

双下肢按摩 第一阶段

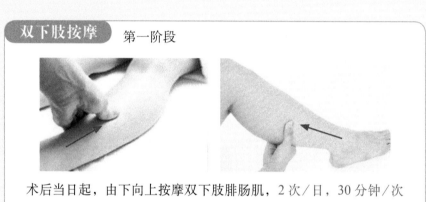

术后当日起，由下向上按摩双下肢腓肠肌，2 次／日，30 分钟／次

股四头肌等长收缩练习 第一阶段

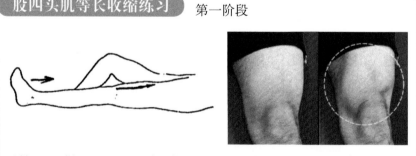

开始 2~3 组／日，10~20 个／组，逐渐增加到 3~5 组／日，30~50 个／组

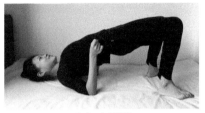

五点支撑法

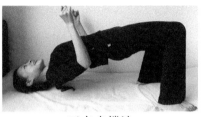

三点支撑法

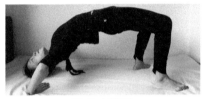

四点支撑法

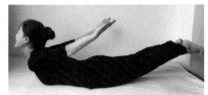

燕飞法

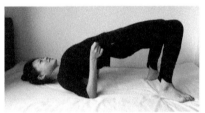

五点支撑法——术后 5~7 天
平卧于硬板床，头、双肘、双脚
5 点支撑，臀部尽量抬高

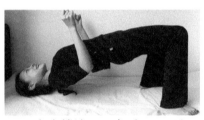

三点支撑法——术后 7~9 天
平卧于硬板床，头、双脚 3 点支撑，
臀部尽量抬高

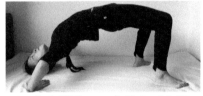

四点支撑法——术后 9~10 天
双手、双脚 4 点支撑，臀部尽量
抬高

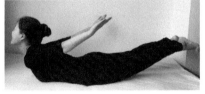

飞燕点水法——术后 10~15 天
俯卧于硬板床，头、双上肢、双下
肢后伸腹部接触床的面积尽量小

保持 10 秒，20 次/组，2~3 组/日

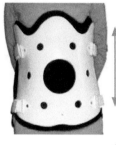

上肋弓

髂肌

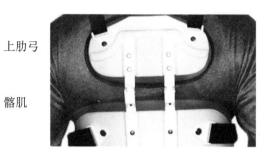

腰围松紧适宜 ✓　　　　　　　太紧 ✗

术后第 15 天开始下床活动

腰围与体型相应，上至肋弓，下至髂肌，松紧适宜

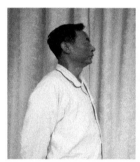

抬头挺胸，收腹 ✓　　　　未收腹 ✗　　　　驼背 ✗

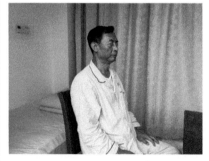

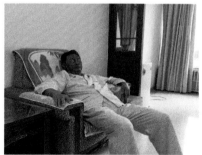

端坐 ✓　　　　　　　　塌腰 ✗

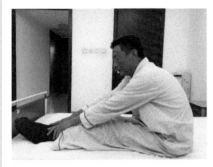

运动循序渐进 ✔
有一定间歇

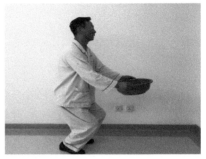

3~6 个月剧烈运动 ✘
及提重物

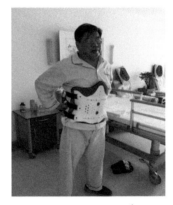

腰围连续使用 ✘
3 个月以上

18 经皮冠状动脉介入术的配合

目 的

1. 经皮冠状动脉介入术是用心导管技术疏通狭窄甚至闭塞的冠状动脉管腔，从而改善心肌血管灌注的一组治疗技术。其入路有两个：桡动脉或股动脉入路。
2. 了解配合方法，确保介入术的顺利进行，减少并发症。

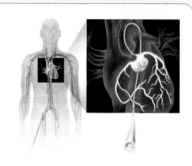

经股动脉入路示意图

术前准备

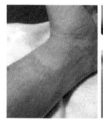

穿刺部位皮肤剃毛、清洁

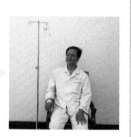

造影剂肾病高危者检查前水化治疗
检查前 6 小时静脉补液

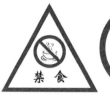

检查日晨禁食

口服降血小板药物

88

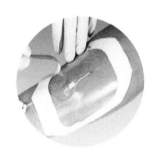

术晨左前臂留置套管针

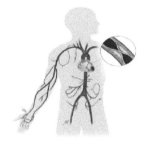

局部麻醉后，经动脉注射造影剂

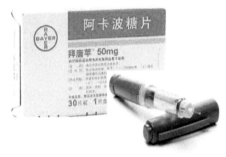

检查日晨注射胰岛素
服用降血糖药 ✕

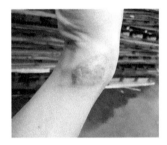

穿刺部位
皮肤破损 ✕

术中配合

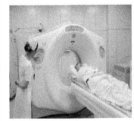

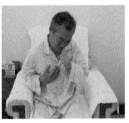

听从指令
深吸气－屏气－咳嗽

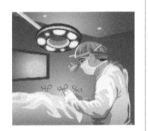

如有疼痛不适
告知术者

术后伤口处理

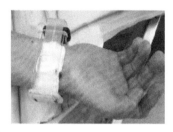

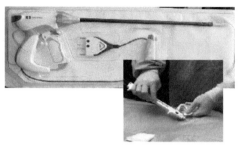

桡动脉入路加压止血扣止血
每 2 小时松一圈

股动脉入路
Angiosea 血管闭合器止血

桡动脉穿刺后注意事项

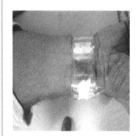

术侧肢体
腕关节制动
4~6 小时 ✓

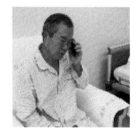

术侧肢体
6 小时内
接听电话 ✗

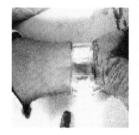

出血、疼痛
立即呼叫
医护人员 ✓

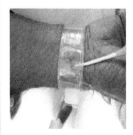

自行松解
止血扣 ✗

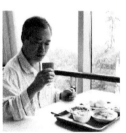

术后自行进食水
入厕排尿 ✓

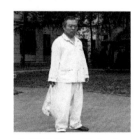

术侧肢体 1 周内
用力持物 ✗

90

股动脉穿刺后注意事项

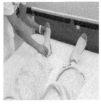 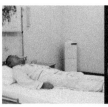 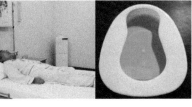

平卧位术侧肢体
制动 4 小时，足
背可做背屈运动

发生出血、疼痛
立即呼叫医护人
员

制动期间床上大小便

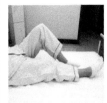 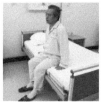 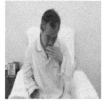 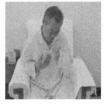

术侧肢体
用力弯曲 ✗

术后 4 小时
内下床活动 ✗

剧烈咳嗽、打喷嚏 ✗

术后伤口保护

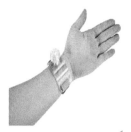

保持伤口干燥 ✓

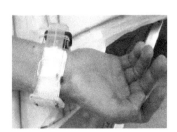

48~72 小时
伤口沾水 ✗

检查后注意事项

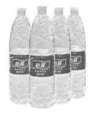 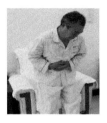 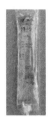 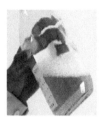

检查完后多饮水，2000 毫升左右

每次饮水以不出现腹胀为宜

应用造影剂后 24 小时补液量大于 2000 毫升

检查后 4 小时尿量小于 1000 毫升

出院后注意事项

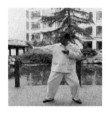 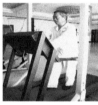 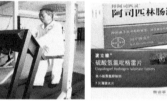 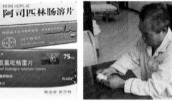

术后 3 个月恢复日常活动

剧烈运动

双联抗血小板药物服用 1 年

随意增减、停用药物

19 安置起搏器术后如何自我护理

目 的

1. 心脏起搏器用于治疗某些心律失常所导致的心脏功能障碍。
2. 学会自我监测，维护起搏器正常功能。

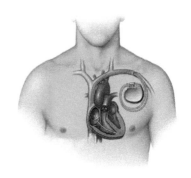

认识心脏起搏器

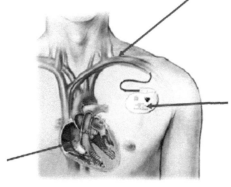

锁骨下静脉，电极通过这根血管进入右心室

脉冲发生器（起搏器），发放电冲动

电极放置在右心室内

安置起搏器后 24 小时

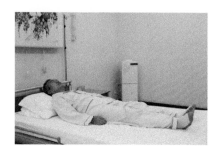

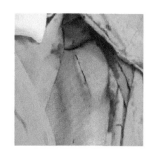

卧床休息 24 小时　　　　　伤口压迫止血 6~8 小时

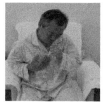

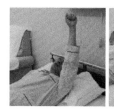

避免剧烈咳嗽、打喷嚏　　　　限制患肢活动

安置起搏器后伤口处理

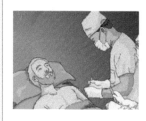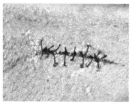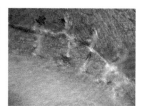

置入起搏器后次日拆除绷带换药，7 天拆线，
拆线后可洗澡，勿用力搓伤口

安置起搏器后活动与运动

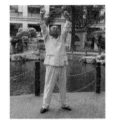 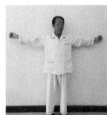 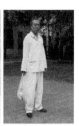

1 个月内
术侧手臂举过头 ✗

3 个月内
做外展、提举运动，做过伸动作，提、举重物 ✗

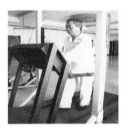 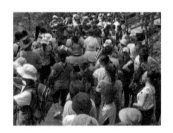

6 个月内
剧烈运动 ✗

去拥挤的地方 ✗

注意事项

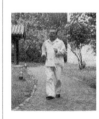 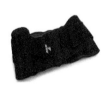 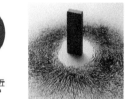

禁止佩戴心
脏起搏器者靠近
No access for persons
with pacemakers

轻体力运动
锻炼身体 ✓

磁疗保健器材
短波透热理疗 ✗

远离有此标志
的任何地方 ✓

接近磁场
较强的地方 ✗

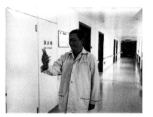

距起搏器 15 厘米以上
对侧耳朵接听手机 ✓

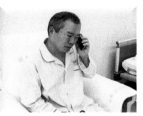

接听手机
距离过近 ✗

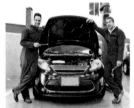

找专业人员
修车 ✓

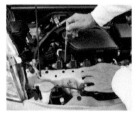

打开引擎盖
修发动机 ✗

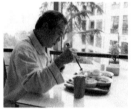

可适当饮酒
饮食不受限制 ✓

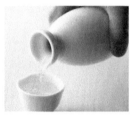

酗酒 ✗

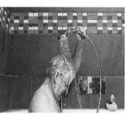

淋浴 ✓

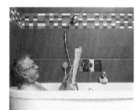

桑拿热水浴 ✗

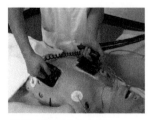

用较低能量电复律，
避开起搏器 ✓

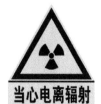

当心电离辐射

电离辐射直接照射 ✗

自我监测

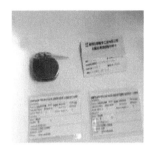

随身携带起搏器信息卡

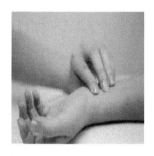

每天数脉搏 2~3 次，
每次数 1 分钟

心慌、头晕，心率低于设定的频率时及时就诊

1 鼻饲安全护理

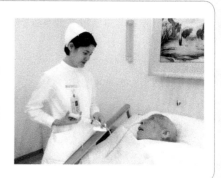

1. 鼻饲是将胃管经鼻腔插入胃内，从管中灌注流质饮食、药物和水分的方法。
2. 掌握正确操作方法，防范鼻饲并发症。

选择合适的营养液

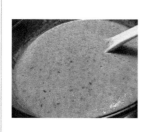

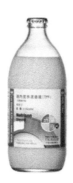

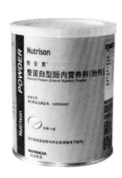

| 匀浆膳 | 肠内营养混悬液 (TPF)
标准整蛋白配方 | 肠内营养粉剂
标准整蛋白配方 |

适合消化功能正常的大多数人

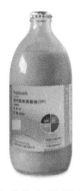

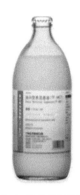

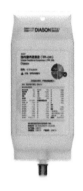

肠内营养混悬液 (SP)	肠内营养混悬液 (TP-MCT)	肠内营养混悬液 (TPF-DM)
短肽型预消化配方	高 MCT 配方	纤维型配方
适用于胃肠道功能障碍者	适用于肝胆功能障碍脂肪消化吸收不良者	适用于糖尿患者

鼻饲营养液温度

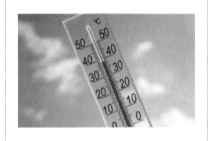

鼻饲液温度
30～40℃
将鼻饲液数滴
滴于前臂内侧，
以不烫为宜

控制鼻饲量

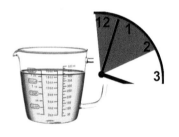

根据总热量计算营养液量
每次鼻饲量不超过 350ml
间隔时间不少于 2 小时

鼻饲方式与速度

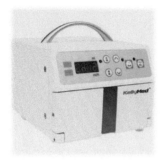

80～100毫升/小时

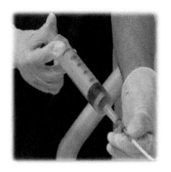

大于10分钟

根据胃肠功能选择鼻饲泵入或推注方式

鼻饲前准备

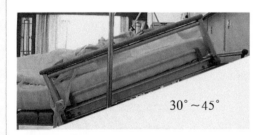

30°～45°

鼻饲前30分钟
翻身、叩背、吸痰
床头抬高30°～45°

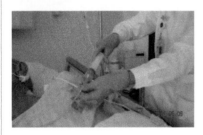

回抽胃液

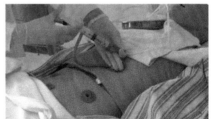

听气过水声

确定胃管在胃内

观察胃液性状及量

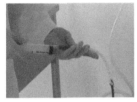 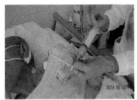 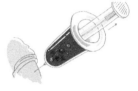

少量清亮胃液 ✓　　　食物未消化 ✗　　　血性胃液 ✗

鼻饲后护理

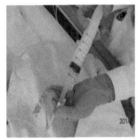 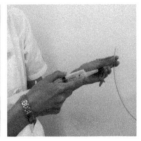 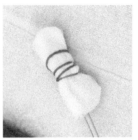

注入温开水冲净胃管　　　反折胃管　　　纱布包好

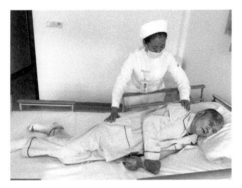

鼻饲后 40~60 分钟不搬动、
不吸痰，不做口腔护理

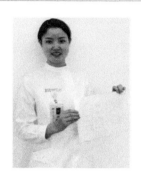

每 30 天更换一次胃管

拔出胃管方法

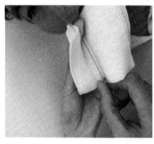 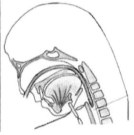

纱布垫于鼻孔外，边拔管边擦拭，拔至 15 厘米
（咽喉处）时，宜快速通过

2 留置尿管的自我管理

目 的

1. 留置尿管解除尿潴留，减轻痛苦；为盆腔内脏手术患者排空膀胱内的尿液，防止术中误伤膀胱。
2. 掌握自我管理方法，保持尿管的正常位置和引流通畅，防止并发症。

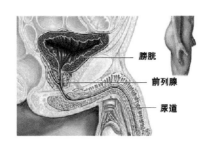

膀胱
前列腺
尿道

预防感染

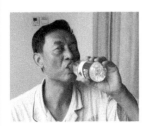 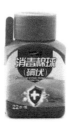 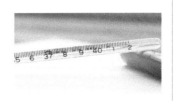

多饮水　　　　　早、晚消毒尿道口　　　　监测体温
2000~3000 毫升/日

 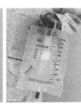 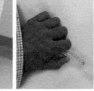

尿袋平　✓　尿袋过高 ✗ 尿袋过低 ✗ 翻身时　✓　尿液反流 ✗
耻骨联合　　　　　　　　　　　　　反折尿管

103

保持通畅

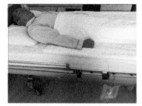 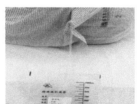 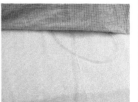

尿管通畅 ✓　　　牵拉尿管、尿管受压打折 ✗

妥善固定引流袋

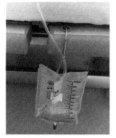 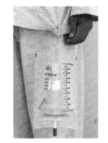 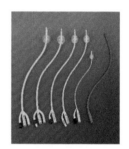

卧床时固定
于床边

下床时固定于
衣服上

气囊注水
5~10毫升

观察尿液

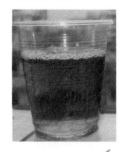 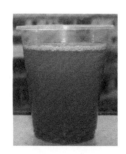 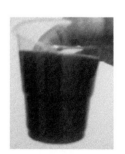

淡黄清亮 ✓　　　浑浊 ✗　　　血尿 ✗

自我感觉

```
        正常不适感              异常不适感
          │                       │
          ├── 轻微憋尿感           ├── 灼烧感
          │                       │
          └── 异物感              └── 疼  痛
```

更换尿袋、尿管

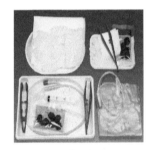

无菌原则

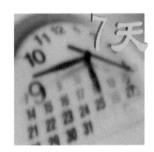

28 天更换尿管，7 天更换尿袋

下床活动注意事项

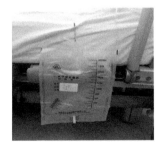

排空尿袋内尿液

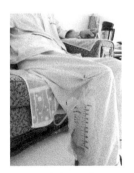

固定好尿袋

3 认识经外周静脉穿刺中心静脉置管(PICC)

目 的

提供中长期静脉通道，减少反复静脉穿刺，保护外周静脉。

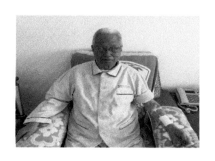

什么是 PICC

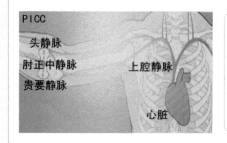

经上臂外周静脉置入导管至靠近心脏附近的中心静脉内

什么情况留置 PICC

需长期静脉输液，外周浅静脉条件差；不易穿刺成功者，反复输入刺激性药物，如化疗药物

长期输入高渗透性或黏稠度较高的药物如高糖、脂肪乳、氨基酸等

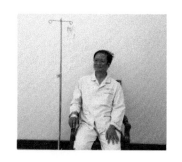

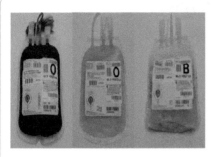

必要时可以输入血液制品

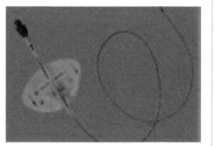

留置时间长达一年

为什么选择留置 PICC

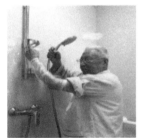

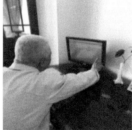

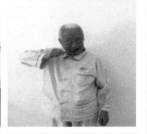

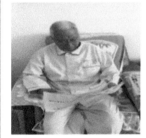

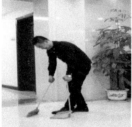

可带管出院
不影响
日常生活

注意：单向瓣膜管，不能测中心静脉压，不能用于高压注射给药

4 PICC置管的居家护理

掌握 PICC 居家护理方法，保持输液管道通畅，预防感染，延长使用时间。

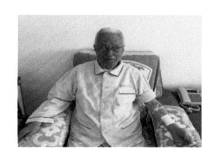

日常生活

1. 淋浴时干毛巾缠绕导管，再用保鲜膜缠绕 2~3 圈，上下用胶布或皮筋扎紧
2. 淋浴时举起置管侧手臂
3. 时间不宜过长，以不出汗为宜

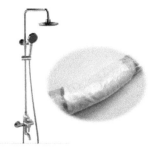

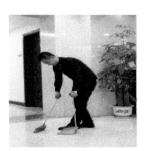

一般家务
如煮饭、洗碗、扫地 ✓

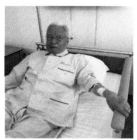

置管侧手臂支撑起床，或抱小孩、游泳、打球、拖地、挂拐杖、举哑铃

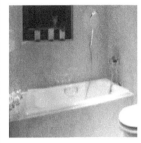 盆浴、泡浴 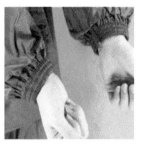 提 5 千克以上重物 ✗ 衣服袖口过紧 ✗

功能锻炼

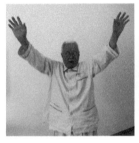 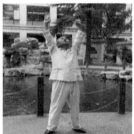

为促进血液循环，置管侧手臂可以做握拳、伸展等柔和运动

导管保护

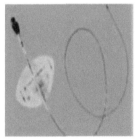 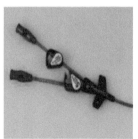 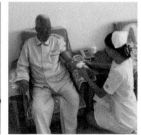

三向瓣膜 PICC 用于 CT、MRI 检查推注造影剂 ✓

耐高压注射型 PICC 可推注造影剂 ✓

置管手臂测量血压 ✗

及时就医

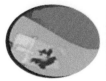 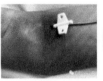 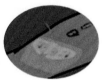 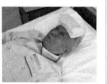

针眼处　　　局部红肿、热、　导管断裂脱出　　有寒战、
渗血、渗液　　痛，活动受限　　　　　　　　　发热现象

导管维护

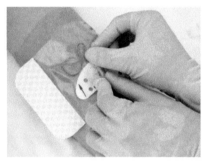

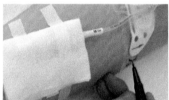

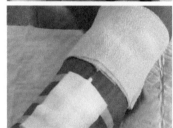

1. 保持敷料清洁干燥
2. 导管外露部分防损伤、打折或
   脱落
3. 睡前可用弹性绷带或网套加强
   固定
4. 干休所或门诊综合治疗室进行
   维护，间隔时间 ≤ 7 天

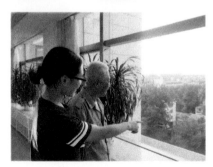

110

5 学做PICC功能锻炼操

目 的

增加局部血液循环，预防血栓，提高肢体活动度，改善生活质量。

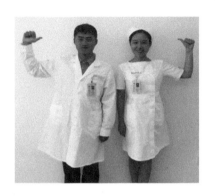

功能锻炼操

第一节　手指伸屈运动

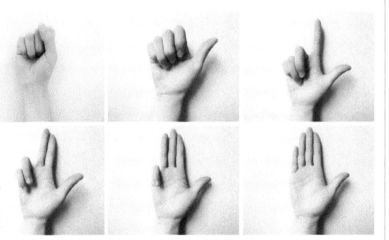

五指依次伸屈活动，每日 2 次，每次 3~5 分钟

第二节　旋腕运动

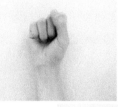 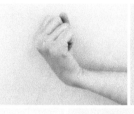 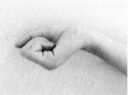

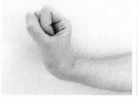 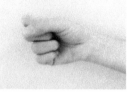

上下活动手腕，每日 2 次
配合内外旋转运动，每次 10 分钟

第三节　屈肘运动

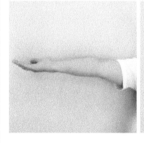 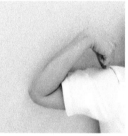

肘部屈伸运动，
每日 2 次，
每次 10 分钟

第四节　上臂旋腕运动

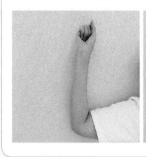 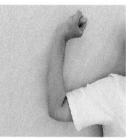

上肢缓慢上举过头，
同时配合手腕内外
旋转运动，每日 2 次，
每次 10 分钟

第五节　双手梳头运动

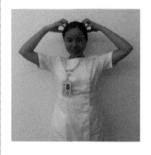

每日 2 次
每次 3~5 分钟
每分钟 10 次

第六节　上肢环抱挤压

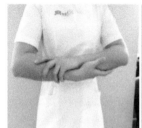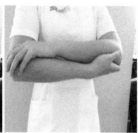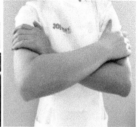

每个平面挤压 3~5 次，左右交替各做 10 遍

6 胸腔闭式引流管的自我管理

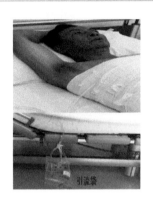

1. 胸腔闭式引流能排出胸腔内的液体、气体，恢复和保持胸膜腔负压，维持纵隔的正常位置，促使术侧肺迅速膨胀，防止感染。
2. 学会自我管理，保持引流管的正常位置和引流通畅，防止并发症。

保持密闭

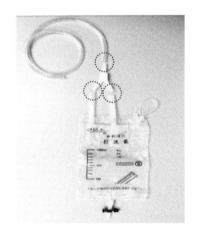

避免接头处滑脱

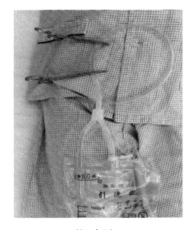

搬动前，
双重夹闭引流管

第五节　双手梳头运动

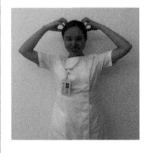

每日 2 次

每次 3~5 分钟

每分钟 10 次

第六节　上肢环抱挤压

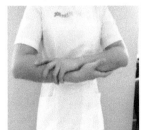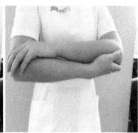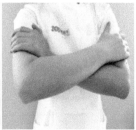

每个平面挤压 3~5 次，左右交替各做 10 遍

6 胸腔闭式引流管的自我管理

1. 胸腔闭式引流能排出胸腔内的液体、气体，恢复和保持胸膜腔负压，维持纵隔的正常位置，促使术侧肺迅速膨胀，防止感染。
2. 学会自我管理，保持引流管的正常位置和引流通畅，防止并发症。

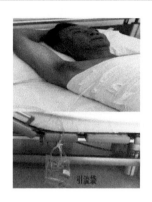

保持密闭

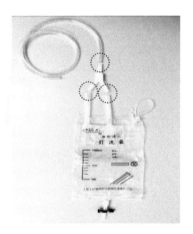

避免接头处滑脱

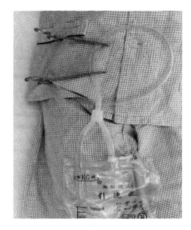

搬动前，
双重夹闭引流管

114

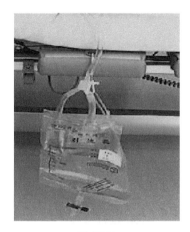

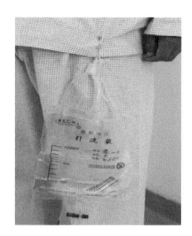

卧床时
固定于床边

下床时
固定于衣服上

保持通畅

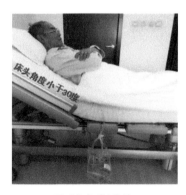

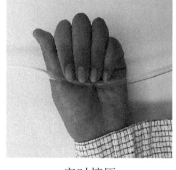

取低半坐卧位
（床头角度小于 30°）

定时挤压
引流管

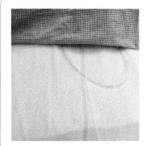 受压打折 ✗　　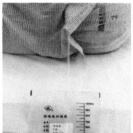 牵拉 ✗　　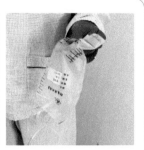 翻转 ✗

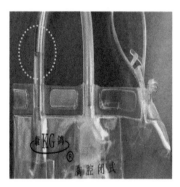

观察是否通畅

水柱随呼吸上下
波动 4~6 厘米

引流袋位置

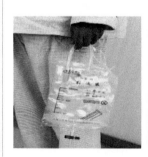　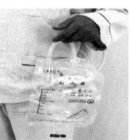　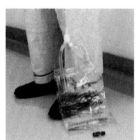

低于引流口平面　　高于引流口平面 ✗　　接触地面 ✗
60~100 厘米 ✓

116

观察胸腔积液变化

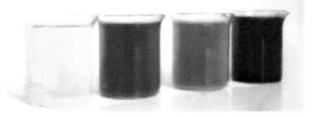

胸腔积液性状与量发生变化寻求医疗帮助

拔管前锻炼

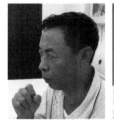 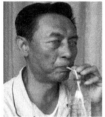 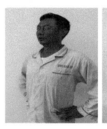

鼓励咳嗽　　　　鼓肺运动　　　　　鼓励腹式呼吸

应急处理

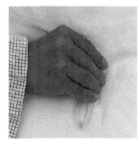 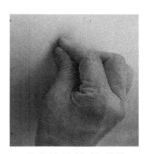

引流管从胸腔滑脱　　　　　　　引流管连接处脱落
立即夹闭引流管　　　　　　　　立即捏闭伤口处皮肤

7 腹腔引流管的自我管理

目 的

1. 腹腔引流预防血液、消化液、渗出液等在腹腔内或手术视野内积聚，以免组织损伤、继发感染等；清除坏死组织，防止感染扩散；促使伤口愈合。
2. 学会自我管理，保持引流管的正常位置和引流通畅，防止并发症。

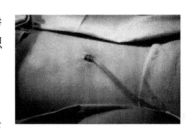

妥善固定引流袋

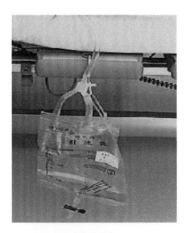

卧床时
固定于床边

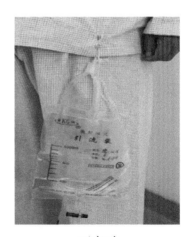

下床时
固定于衣服上

118

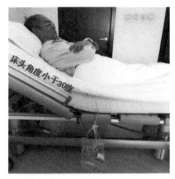

取低半坐卧位（小于 30°）

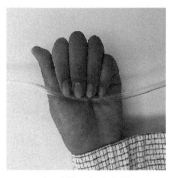

定时挤压引流管

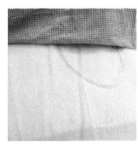

受压打折 ✗

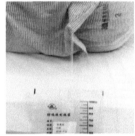

牵拉 ✗

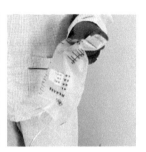

翻转 ✗

引流袋位置

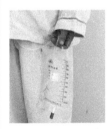

低于腹壁
切口平面 ✓

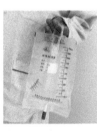

高于腹壁
切口平面 ✗

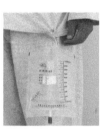

不接触地面 ✓

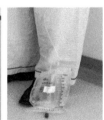

接触地面 ✗

观察腹水变化

透明　　淡黄　　草绿　　粉红　　清亮　　血凝块

1 正确留取尿、粪标本

目 的

正确采集尿、粪标本，保证检测结果准确可靠，为诊断、治疗、判断预后提供依据。

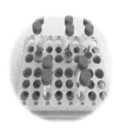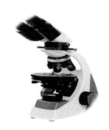

留取尿标本准备

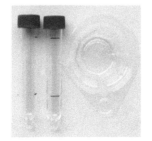

尿标本试管、接尿杯

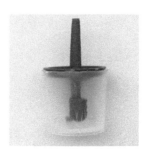

大便标本容器

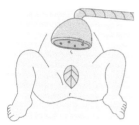

女性留尿前
先清洗外阴

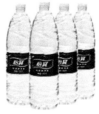 ✗

留尿前晚
大量饮水

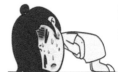

例假
怎么办？

月经期留尿 ✗

121

留取尿标本时间

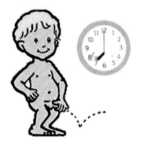 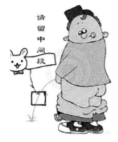 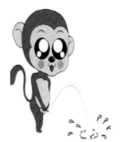

可留取晨尿的中段尿（以晨尿为宜）
或随机尿的中段尿

留取尿标本方法

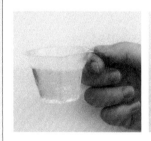 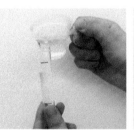 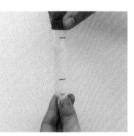

将尿接到接尿杯内 ➡ 将尿倒入试管 ➡ 倒尿后拧紧盖子
　　　　　　　　　5~10 毫升

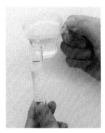 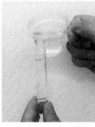 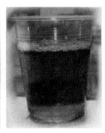 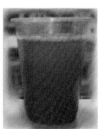

留取试管 ✓　尿标本过少 ✗　立即送检 ✓　2 小时后 ✗
一半以上　　　　　　　　　　　　　　　　送检

留取便标本方法

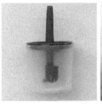 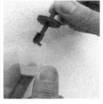 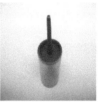

准备好清洁、干燥
有盖的大便标本容器

挑取黄豆粒大小便标本
放入容器内，盖好盖子

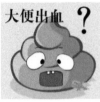 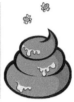 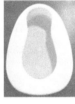 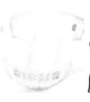 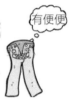

留取新鲜便、脓、血、
黏液便，尽快送检

留取便盆、卫生纸、
衣裤上大便

2 如何配合超声检查

目 的

了解超声检查前的准备，便于更好地配合检查，提高检查准确率。

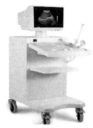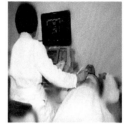

腹部 B 超包括肝、胆、胰、脾、泌尿系统检查，检查有无肿物及其他异常

肝、胆、胰、脾 B 超

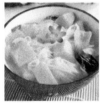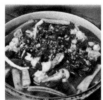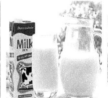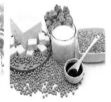

检查前 1 天 ✓
进清淡饮食

油腻刺激性 ✗
食物

检查前 3 天进食 ✗
牛奶、豆制品

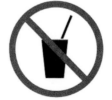

检查当日禁食水 6 小时 ✓

泌尿系统 B 超

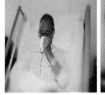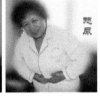

检查前 1~2 小时
饮水 400~600 毫升
憋尿使膀胱充盈

肾血管 B 超

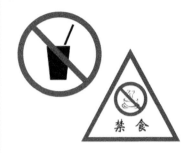

检查当日禁食水 6 小时

检查时配合

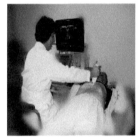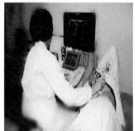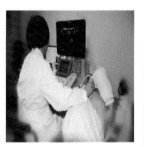

平卧位　　　　　　右侧卧位　　　　　　左侧卧位

检查时暴露检查部位，根据需要采取不同的体位

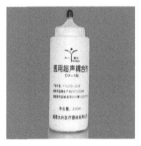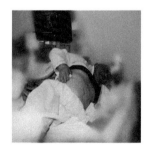

检查时需涂抹耦合剂　　　　检查完毕用纸擦净

3 PET-CT检查配合

目 的

正确配合 PET-CT 检查，为神经、心血管、肿瘤疾病及查体人群诊疗提供依据。

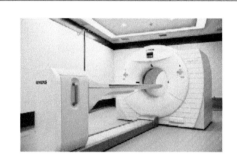

PET-CT 检查

主要用于肿瘤筛查、疗效评估、脑和心脏等脏器重大疾病的早期发现和诊断

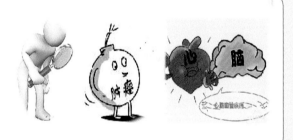

检查前一日服药

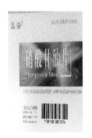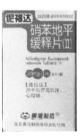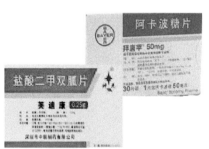

正常服用扩血管、降血压、降血糖药物

126

检查前一日饮食

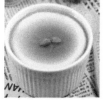 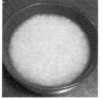 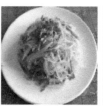

清淡饮食

✓

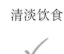

油腻食物
饮酒

✗

检查前一日活动

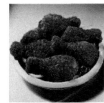

剧烈运动：
打球、爬山

✗

检查当日准备

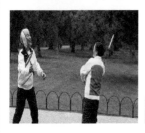 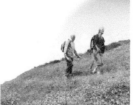

检查日禁食 4~6 小时，可饮少量白开水，✓
正常服用扩血管、降血压药

127

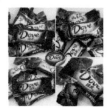 食用糖果 ✗ 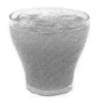 含糖饮料 ✗ 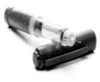 注射胰岛素 ✗ 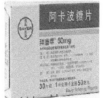 服用 降血糖药 ✗

检查时配合

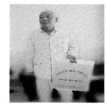 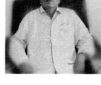 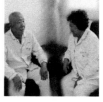

携带相关资料准时到检查室 ✓ 注射显像药物前 休息 10～20 分钟 ✓ 互相交谈 ✗

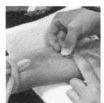 ➡ 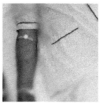 ➡ 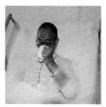 ➡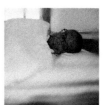

静脉注射 显像药物 按压针眼 5 分钟 注射显像药物 后饮水 500～ 800 毫升 坐位或卧位 休息 20 分钟

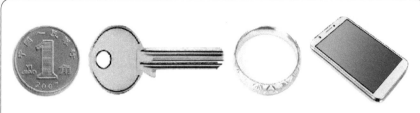

扫描时取下身上的金属物品及手机 ✓

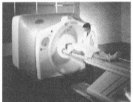

身体不能移动 ✓

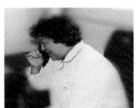

咳嗽 ✗

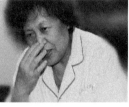

打喷嚏 ✗

检查后注意事项

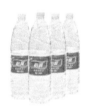

检查后多饮水，
约 2000 毫升 ✓

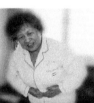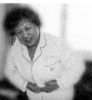

饮水后
出现腹胀 ✗

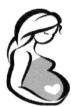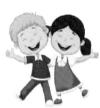

24 小时内近距离
接触孕妇及儿童 ✗

4 胃肠镜检查配合

目 的

1. 胃肠镜可直接观察消化道黏膜变化，诊断消化系统疾病。
2. 掌握胃肠镜检查前后注意事项，保证检查顺利进行，防范并发症。

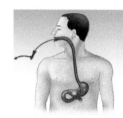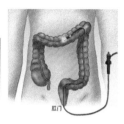

检查前准备

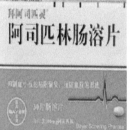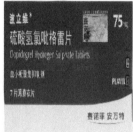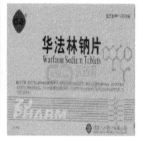

遵医嘱停用抗凝药物 1 周

检查前 2 日准备

1. 进食少渣、半流饮食

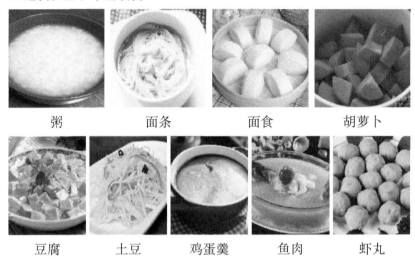

粥　　　　面条　　　　面食　　　　胡萝卜

豆腐　　　土豆　　　鸡蛋羹　　　鱼肉　　　虾丸

2. 禁食带籽的水果

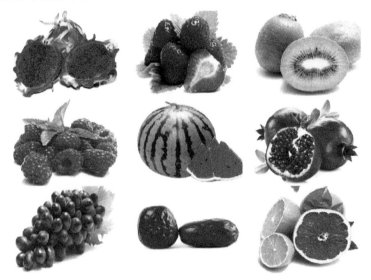

火龙果、草莓、猕猴桃、梅子、西瓜、石榴、葡萄、大枣、橙子

3. 禁食含纤维多的蔬菜

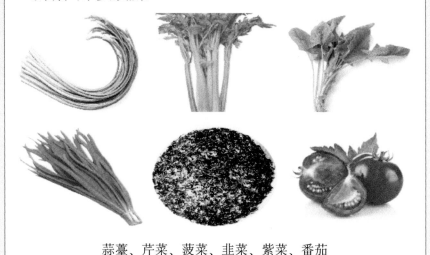

蒜薹、芹菜、菠菜、韭菜、紫菜、番茄

检查日准备

1. 检查日晨禁食

2. 检查日晨禁烟、禁酒

3. 高血压患者检查前

监测血压 ✓　口服降血压药 ✓

4. 糖尿病患者禁用降血糖药

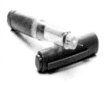

口服降血糖药 ✗　注射胰岛素 ✗

方法一：检查前服泻药

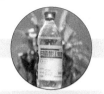
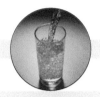

| 1．果导两片 | 2．20% 甘露醇 250 毫升 | 3．水总量 1500～2000 毫升 |

检查前晚 19:00 口服　　检查前 4 小时口服 5～10 分钟喝完　　分次饮用每次 200～300 毫升 60 分钟喝完

方法二：检查前服泻药

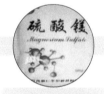

| 1．果导两片 | 2．50% 硫酸镁 溶液 70 毫升 | 3．水总量 1500～2000 毫升 |

检查前晚 19:00 口服　　检查前 4 小时口服 5～10 分钟喝完　　分次饮用每次 200～300 毫升 60 分钟喝完

方法三：检查前服泻药

| 1．磷酸钠盐 45 毫升 ＋水 750 毫升 | 2．磷酸钠盐 45 毫升 ＋水 750 毫升 |

检查前晚 19:00 口服 30 分钟喝完　　检查前 4 小时口服 30 分钟喝完

在检查前 2 小时肠道准备完毕后不能再饮水

服药后活动

服药饮水后
如无不适可进行

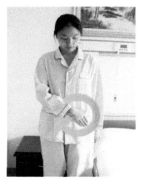

顺时针腹部按摩

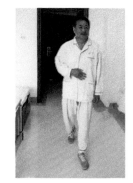

室内走动

排便是否合格对比图

134

进入胃肠镜室准备

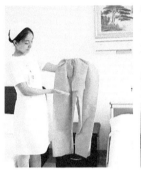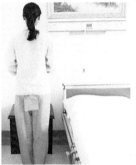

肠道准备完毕，更换肠镜检查裤

开口朝后　　　　　　不穿内裤

不戴眼镜
取下活动性义齿

胃肠镜检查后正常者

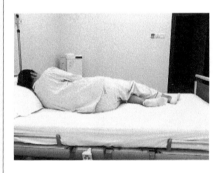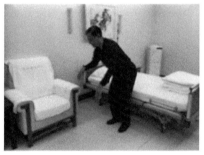

① 体位：检查完毕清醒后，若无不适，可抬高床头，左侧卧位，有口水时吐出，勿下咽。下床时注意防跌倒

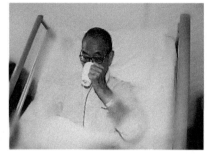
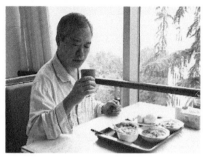

② 饮食：2 小时后无异常可进食，
进食前先喝少量水，如无呛咳可正常进食

③ 观察：有无腹痛、腹胀、
呕血、便血

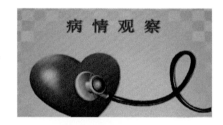

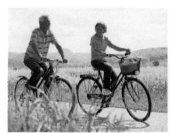
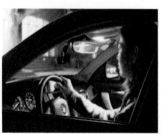

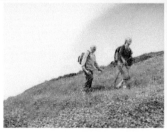
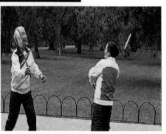

④ 活动：检查当日骑车、开车、剧烈活动

息肉术后指导

① 遵医嘱卧床休息 ✓

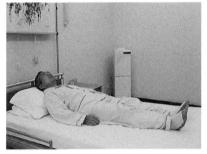

② 剧烈活动 ✗

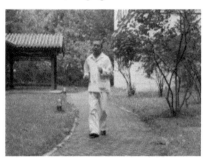

③ 遵医嘱饮食

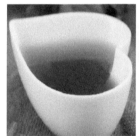 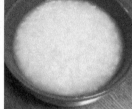 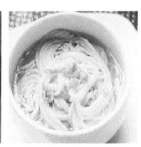

流食 ✓　　　　半流 ✓　　　　软食 ✓

④ 禁烟、酒，禁饮咖啡、浓茶

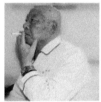 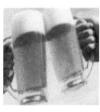 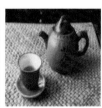 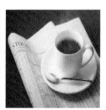

吸烟 ✗　　　饮酒 ✗　　　喝茶 ✗　　　喝咖啡 ✗

5 冠状动脉CTA检查的配合

1. 冠状动脉 CTA 检查可
   直接显现冠状动脉狭窄
   部位，评价冠状动脉斑
   块、钙化、稳定性。
2. 正确配合检查，获得清
   晰图像，为诊断提供准
   确依据。

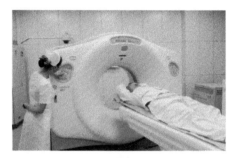

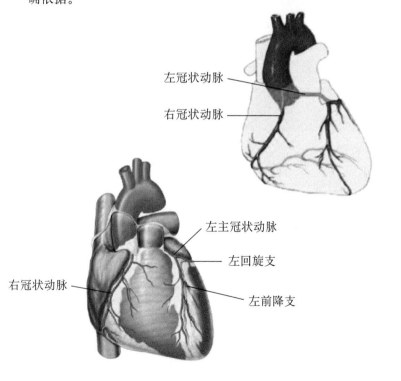

左冠状动脉

右冠状动脉

左主冠状动脉

左回旋支

右冠状动脉

左前降支

检查前准备

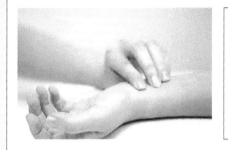

检查前心率理想范围在
60 次/分左右，
控制在 70 次/分以下

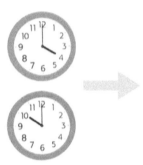 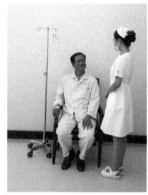

造影剂肾病高危者检查前水化治疗，检查前 6 小时静脉补液

  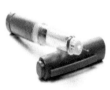 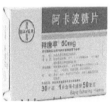

检查日晨禁食　　　　不可注射胰岛素，不服用降血糖药

检查时配合

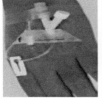
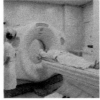
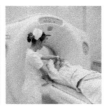
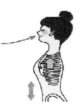

留置套管针　　平卧检查床，　　注射造影剂时　　听从指令吸气后
　　　　　　　　头朝机器　　　　会感到发热　　　屏气 6~8 秒

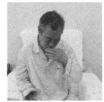
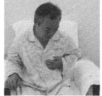
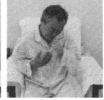
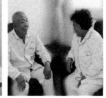

打喷嚏、呃逆、咳嗽、做吞咽动作和说话 ✘

正确配合图像清晰

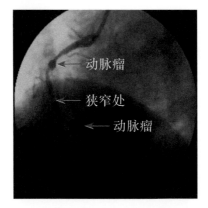

造影剂通过时血管显影

140

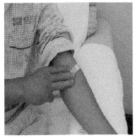

检查后
按压针眼 5 分钟

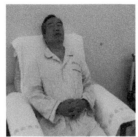

休息半小时
无不适离院

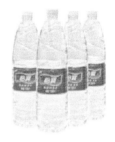

应用造影剂后
饮水量在
2000 毫升左右

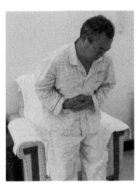

每次饮水以
不出现腹胀为宜

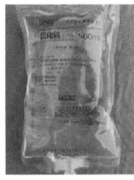

应用造影剂后
24 小时补液量
大于 2000 毫升

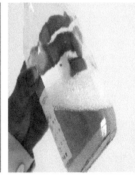

检查后 4 小时尿量
大于 1000 毫升

1 基本膳食指导

目 的

了解膳食种类，在疾病的不同阶段，合理选择饮食，改善营养，促进健康。

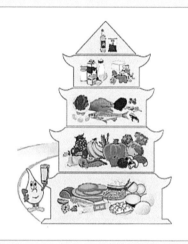

基本膳食种类

流食与清流食

半流食

软 食

普 食

呈液体状或在口腔内溶化为液体的膳食适用于急症、高热、消化道急性炎症、大手术后、极度虚弱者。

清流食

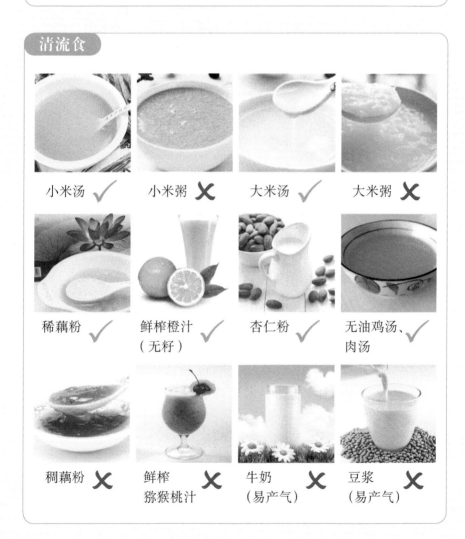

小米汤 ✓　　小米粥 ✗　　大米汤 ✓　　大米粥 ✗

稀藕粉 ✓　　鲜榨橙汁（无籽）✓　　杏仁粉 ✓　　无油鸡汤、肉汤 ✓

稠藕粉 ✗　　鲜榨猕猴桃汁 ✗　　牛奶（易产气）✗　　豆浆（易产气）✗

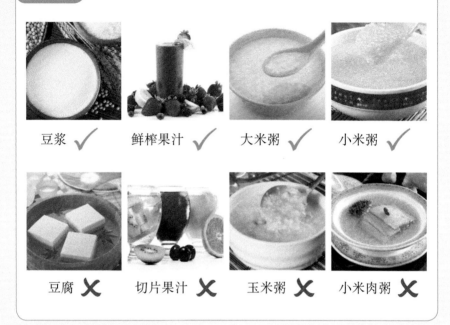

豆浆 ✔　　鲜榨果汁 ✔　　大米粥 ✔　　小米粥 ✔

豆腐 ✘　　切片果汁 ✘　　玉米粥 ✘　　小米肉粥 ✘

半流食原则

- 稀、软、呈半流质状的膳食。
- 易于咀嚼及消化。
- 适合于体温升高、肠胃消化功能减退、咀嚼困难、手术后患者。

半流食

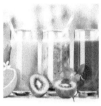

带籽
块状果汁 ✓

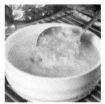

玉米粥 ✓

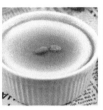

蒸鸡蛋羹 ✓

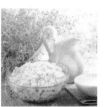

固态
奶制品 ✓

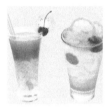

加冰果汁 ✗

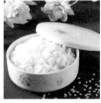

米饭 ✗

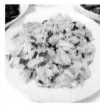

葱炒鸡蛋 ✗

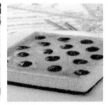

水果奶酪 ✗

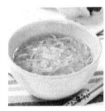

清汤烂面条 ✓

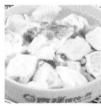

清汤馄饨 ✓

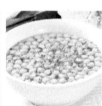

水氽丸子 ✓

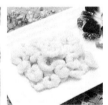

清炒虾仁 ✓

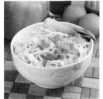

青菜面条 ✗

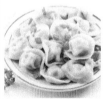

蒸饺 ✗

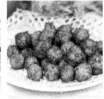

油炸丸子 ✗

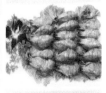

油焖大虾 ✗

质地细软，容易咀嚼，适用于咀嚼
困难、消化功能减退、老年、婴幼儿。

软 食

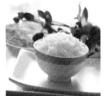
蒸米饭 ✓

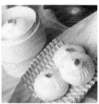
普通
肉馅包子 ✓

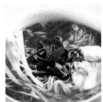
西红柿
鸡蛋面条 ✓

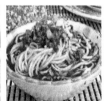
肉沫面条 ✓

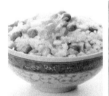
青豆米饭 ✗

烧饼 ✗

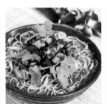
麻辣
排骨面条 ✗

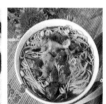
大块
牛肉面条 ✗

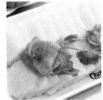
土豆片 ✓

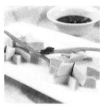
清水豆腐 ✓

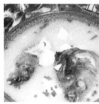
鲫鱼豆腐 ✓

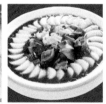
皮蛋豆腐 ✓

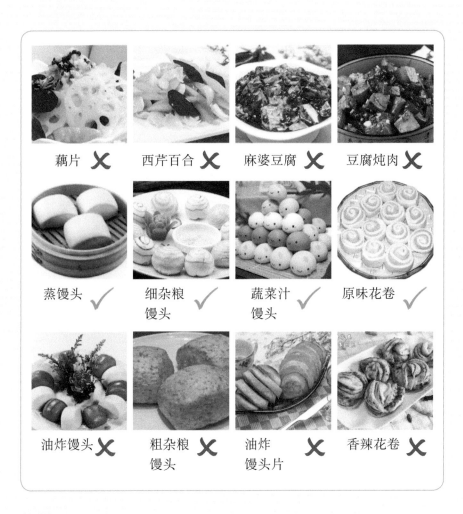

藕片 ✗　　西芹百合 ✗　　麻婆豆腐 ✗　　豆腐炖肉 ✗

蒸馒头 ✓　　细杂粮馒头 ✓　　蔬菜汁馒头 ✓　　原味花卷 ✓

油炸馒头 ✗　　粗杂粮馒头 ✗　　油炸馒头片 ✗　　香辣花卷 ✗

普食原则

- 又称普通饭，同健康人膳食相同，是一种热量充足、营养素全面、比例恰当的平衡膳食。

- 适用于无发热、无咀嚼问题、消化功能正常者。

普 食

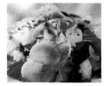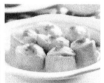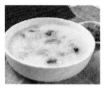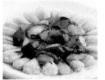

油煎、胀气食物及强烈调味品应限制

2 正确使用电子血压计

目 的

正确测量血压，监测血压变化，为诊断、治疗提供依据。

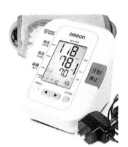
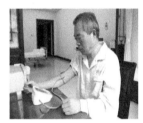

臂式血压计使用方法

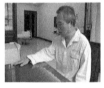
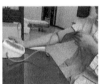
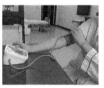
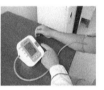

静坐 5~10 分钟　　手臂套进袖带内　　环绕 1 圈粘好　　测量时不移动、不说话

正确的测量姿势

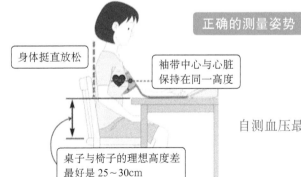

身体挺直放松

袖带中心与心脏保持在同一高度

自测血压最佳体位为坐位

桌子与椅子的理想高度差最好是 25~30cm
家庭中桌子与椅子的高度差一般是 20~35cm

149

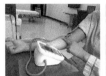
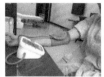
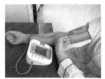
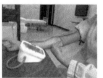

| 袖带下缘
距离肘窝
1~2横指 ✓ | 袖带下缘
在肘窝下 ✗ | 袖带松紧度
以插入1指
为准 ✓ | 袖带过紧
不能放进
手指 ✗ |

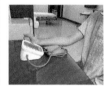
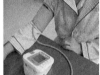
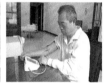
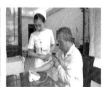

| 脱下衣袖
暴露上肢 ✓ | 衣袖过紧
过厚 ✗ | 测血压时
不要移动、
不说话 ✓ | 测血压时
说话 ✗ |

下列情况 30 分钟内不适宜测血压

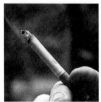
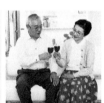
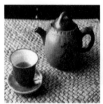
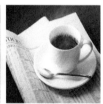

| 吸烟后 | 饮酒后 | 饮浓茶后 | 饮浓咖啡后 |

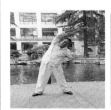

活动后

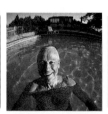

热水浴
或泡温泉后

3 创建安全居家环境

关注老年人居家安全，创造光线充足、空气清新、安静舒适的环境，预防跌倒。

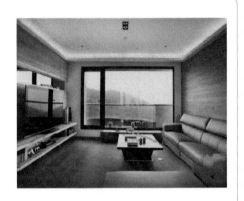

居家环境

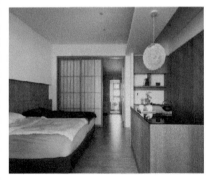

光线充足，安静整洁，物品整齐，通道无杂物 ✓

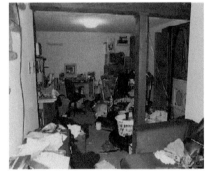

光线不足，物品杂乱 ✗

151

卫浴间方便安全

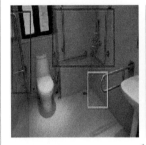 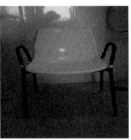 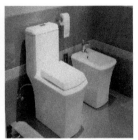

地面平整，有扶手 ✓　　放置沐浴椅 ✓　　　　无扶手 ✗

地板防滑缓冲好

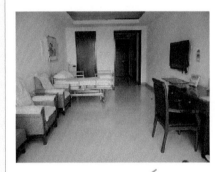 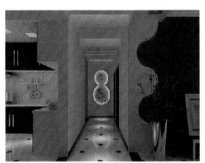

防滑地板 ✓　　　　　地板不防滑 ✗

椅子固定有扶手

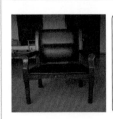

椅子有扶手

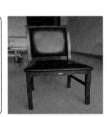

椅子无扶手

152

地面无障碍无台阶

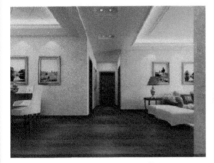 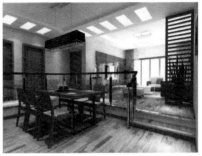

地面平整 ✓　　　　　地面有台阶 ✗

家具舒适无棱角

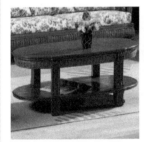 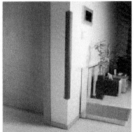

圆角家具　　　　　墙角、桌角加防撞条

感应照明效果好

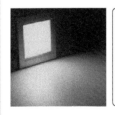 有夜灯 ✓　　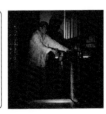 无夜灯 ✗

物品定位易于取放

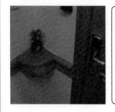

不需弯腰
拿物品
✓

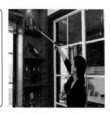

物品过高
不易拿到

室外散步走平坦大路

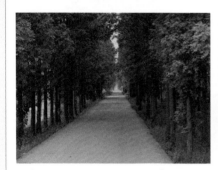

路面平整 ✓

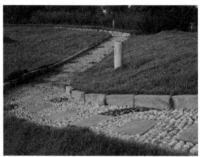

路面不平整

4 关爱老人，预防跌倒

目 的

　　关注老年人日常生活，避免一切可引起跌倒的因素。

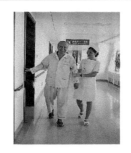

跌倒高危人群

年龄大于 65 岁者

曾有跌倒病史者

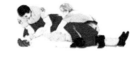

贫血或血压不稳定者

意识障碍、失去定向感者

肢体功能障碍

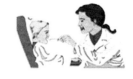

营养不良、虚弱、头晕者

步态不稳者

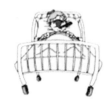

视力、听力较差、缺少照顾的患者

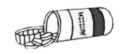

服利尿药、泻药、镇静催眠药、降压药的患者

155

跌倒严重危害健康

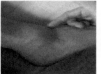
软组织损伤

骨折

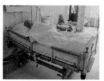
延长住院时间

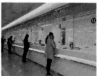
增加住院费用

常见跌倒

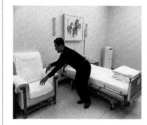
下床跌倒

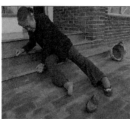
下楼跌倒

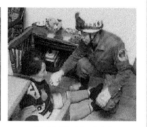
取放物品跌倒

环境安全

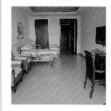
光线充足

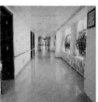
通道无障碍物

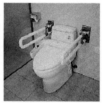
马桶有扶手

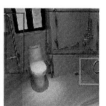
浴室有扶手

正确洗漱

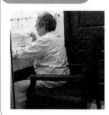

洗漱时坐在带扶手椅子上

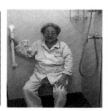

洗澡时坐在浴椅上抓好扶手

156

适时搀扶

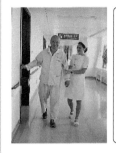

有人保护

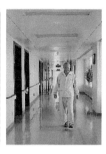

无人保护

✗

正确使用助步器

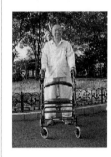

双手

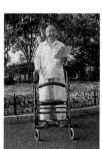

单手

学会三步起床法

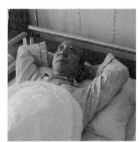

第一步
醒后先躺 30 秒

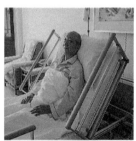

第二步
床上半坐 30 秒

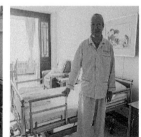

第三步
床下站立 30 秒

合体衣裤

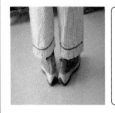 裤脚平鞋帮 　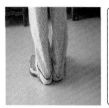 裤脚拖地

合适鞋子

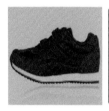 合脚防滑 　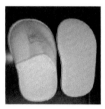 不合脚不防滑

物品易拿到

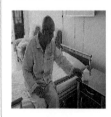 随手可拿到 　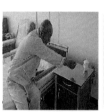 不易拿到

合适床高

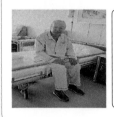 双脚着地 　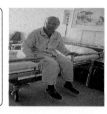 双脚离地

睡觉加床档

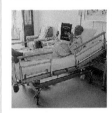

加床档

✓

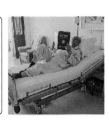

无床档

✗

上床睡觉时服催眠药

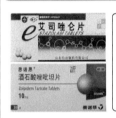

睡眠药物

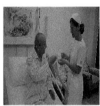

卧床服药

✓

5 跌倒的应急处理

目 的

　　了解跌倒的应急处理方法，提高自我应对能力。

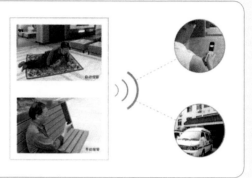

跌倒如何自行起身　第一步

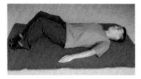 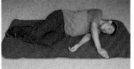 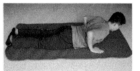

背部着地后弯曲双腿，挪动臀部，向依托物方向翻转身体成俯卧位

跌倒如何自行起身　第二步

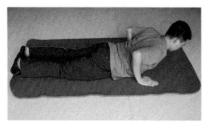 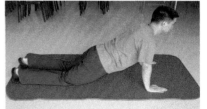

双手撑地，抬起臀部，弯曲膝关节

跌倒如何自行起身　　第三步

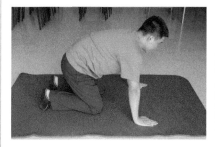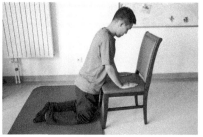

面向椅子跪立，双手扶住椅面

跌倒如何自行起身　　第四步

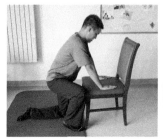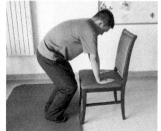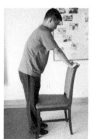

以椅子为支撑缓慢站起

判断伤情，寻求医疗救助

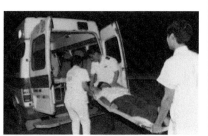

电话求救

局部出血　　　　　　软组织损伤

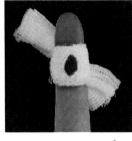 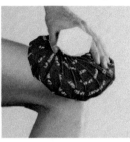 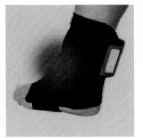

包扎止血 ✓　　　　冰敷 ✓　　　　热敷 ✗

骨 折　　　　　　脊髓损伤

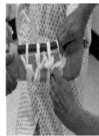 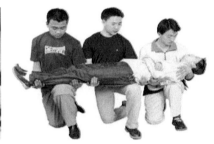

就地取材，妥善固定　　搬动时身体保持一条直线

脑出血

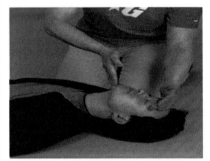 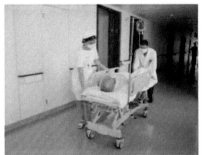

开放气道　　　　　平稳搬运

6 体位摆放与变换体位

维持肢体功能位，预防压疮、肢体挛缩等并发症，保持舒适体位。

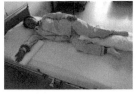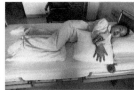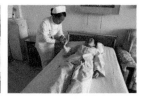

正确摆放体位，预防肢体挛缩、畸形，避免功能性废用

体位摆放与变换体位

仰卧位	患侧卧位
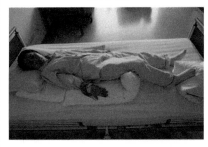	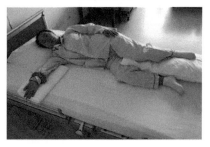
头偏一侧防误吸，肩上抬，肘伸直，腕背伸，指张开，患肢膝下垫软枕，足下蹬防足下垂	枕头稳固撑后背，肩前伸，肘伸展前臂旋后手张开，健腿屈曲垫枕上，患腿伸髋踝垂直

163

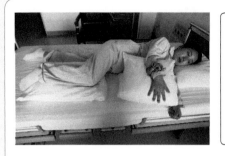

健侧卧位

胸前腋下放软枕
肩肘腕指全伸展
患髋屈曲放枕上
健肢自然巧放直

床上坐位

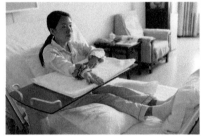

头部自由可活动
上肢伸直置架上
臀部屈曲 90°
重量均匀压两边

坐 位

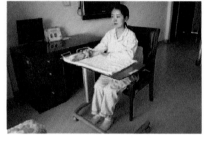

头要抬，腰要直
患手伸直肘放桌
双足分开平着地

患侧翻身

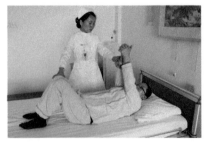

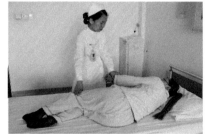

双手掌心相对，十指交叉，双手上举与肩关节垂直，摆向患侧，
健侧腿抬起并向前摆动，头和躯干翻转至患侧卧位

健侧翻身

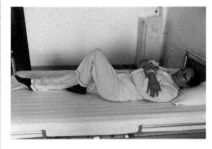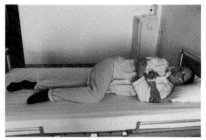

用双上肢、肩部带动躯干翻向健侧随后旋转臀部，
带动下肢翻向健侧，必要时给予协助

协助下床

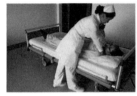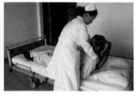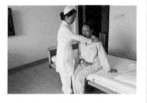

护士用躯干和上肢支撑，从肩部把患者引起，患者偏瘫侧膝关节抵在
护士双膝之间，护士双手放在患者肩部，帮助患者重心转移

7 吞咽康复训练

　　吞咽康复训练，改善吞咽力量和协调性，维护患者的吞咽功能，提高生活质量，防止吞咽误吸及其引起的并发症。

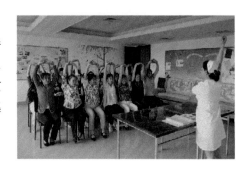

吞咽过程

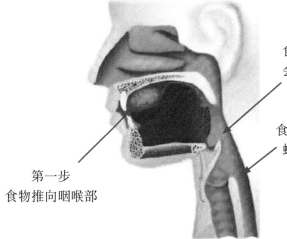

第二步
食物进入食管
会厌关闭气管

第三步
食物借食管肌肉
蠕动进入胃部

第一步
食物推向咽喉部

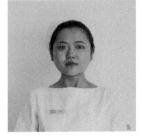

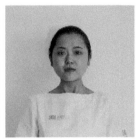

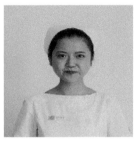

坐位深呼吸或
仰卧位深呼吸

空咀嚼

空吞咽

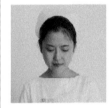

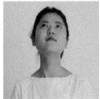

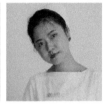

头部前、后、左、右活动

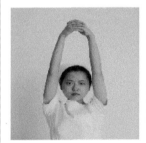

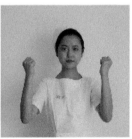

双手尽可能上举

双臂左右外展

面部肌肉训练

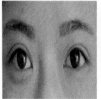 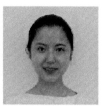 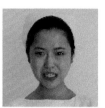

睁眼　　　　闭眼　　　　微笑　　　　叩齿

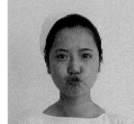  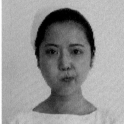 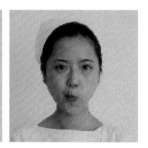

噘嘴　　　　　右鼓腮　　　　左鼓腮

软腭及喉肌训练

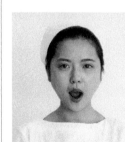 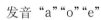 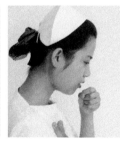 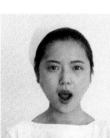

发音 "a""o""e"　　　仿咳嗽　　　持续发 "a" 音

舌肌训练

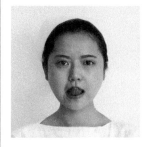 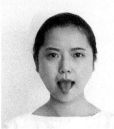 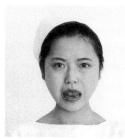

上、下舔唇　　　　　　　舔上腭，卷舌头

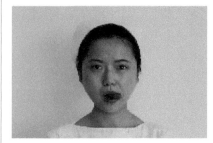 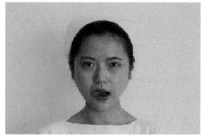

舌头左右摆动

坚持吞咽训练　享受进食乐趣

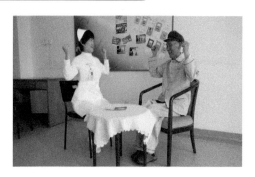

训练频次 2~3 次/日，每次 3~5 组

8 预防误吸

目 的

　　老年人进餐存在窒息的风险，全方位的进餐指导，可有效防范误吸，避免窒息，同时提高照顾者处理窒息的能力。

进餐环境

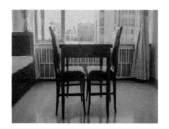

安静、舒适

进餐姿势

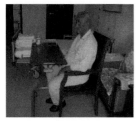

坐位进餐
前倾姿势
有 椅 背
足跟着地
桌子不高
注意力集中

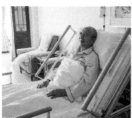

半卧位进餐

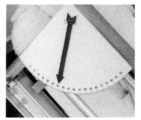

抬高床头成 30°

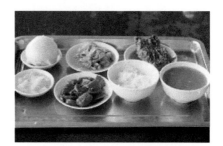

吞咽正常者饮食不受限制

食物选择

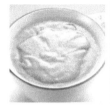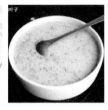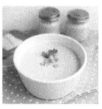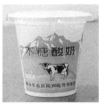

可疑吞咽障碍以糊状、果冻样食物为主

可疑吞咽障碍谨慎选择以下食物

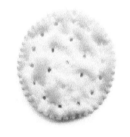

松脆食物

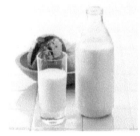

热流质食物

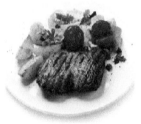

难咀嚼食物

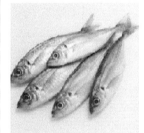

带骨、刺食物

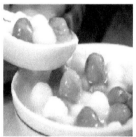

黏度大的食物

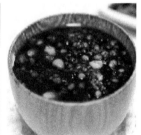

混合质地食物

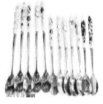 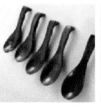 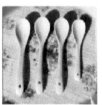

选用 5 毫升汤勺，不沾食物的餐具

海姆立克急救法

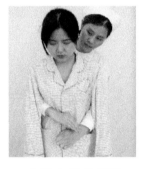

① 站在患者背后

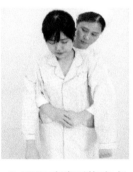

② 用双手臂环绕患者的腰部

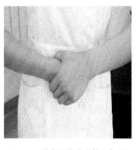

③ 一手握拳抵住肋骨下缘与肚脐之间，另一只手抓紧拳头

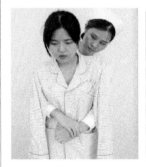

④ 快速向里、向上挤压，形成一股冲击性气流，将堵住气管、喉部的食物硬块等冲出

重复以上手法直至食物排出

9 用药有风险,安全最重要

目 的

药物治疗是老年人维持健康的措施之一。老年人用药多,用药时间长,存在用药安全隐患,给予科学的用药指导,可保证老年人用药安全。

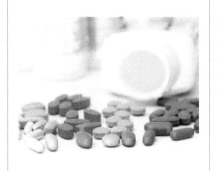

老年人用药问题

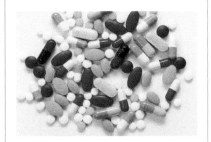

不能自己分辨不同药物

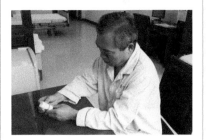

错服、漏服、重复服用

安全用药

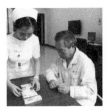

照顾者
把药分好 ✓

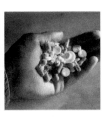

自己分药
存在风险 ✗

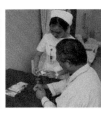

双人
核对用药 ✓

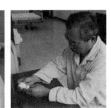

看不清药名
记不清药量 ✗

防范用药错误

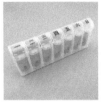 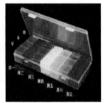

将一周用药提前分装在不同颜色或不同数字标示的盒中

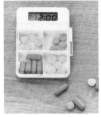 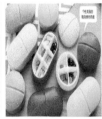 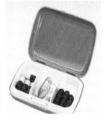

将一日数次用药提前分装在不同药盒中，餐前、餐中、餐后药分装

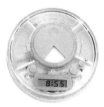 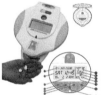 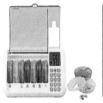

选用不同定时器提醒按时服药

服药方式

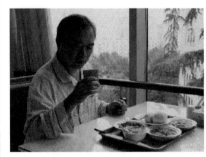 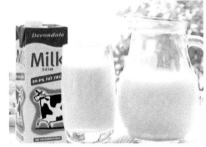

温开水服药 ✓   牛奶、咖啡、茶服药

服药体位

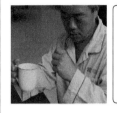

坐位服药 ✓

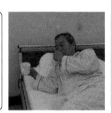

卧位服药

用药自我监测

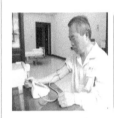

服降血压药
后监测血压

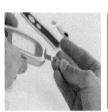

服降血糖药
后监测血糖

掌握就医时机

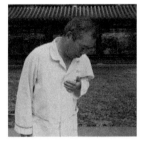

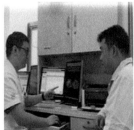

自觉不适
尽早就医

10　如何正确降温

目 的

　　学会多种降温方法，正确降温，减少或避免体温过高引起的并发症；减少或避免不正确降温对人体造成的损害。

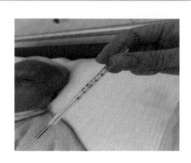

什么是发热

什么是发热?

超过 41℃	超 高 热
39~41℃	高 热
38.1~39℃	中度发热
37.3~38℃	低 热

口腔温度在 37.3℃以上，腋下温度在 37.5℃以上为发热

发热最常见的原因

　　感染多见（约占 50%），其次是肿瘤（占 20%~30%），风湿病（占 10%~20%），不能确诊（占 5%~10%）。

发热会有哪些不适

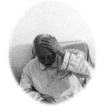
头痛

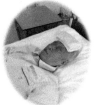
发热

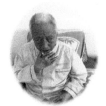
干咳

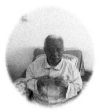
浑身酸痛

发热时如何降温

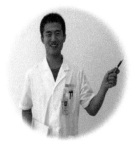

先给予药物降温

解热药物可每 4～6 小时重复给药，药物降温效果差，给予物理降温时，要防范寒战和冻伤

药物降温

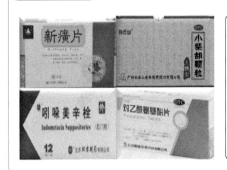

体温 > 37.5℃

每 4～6 小时给药一次
直至体温降至正常，
请遵医嘱选用药物

物理降温

低热患者

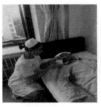

多饮温开水

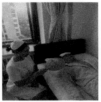

开窗通风
松解衣物

中度热患者

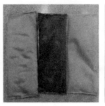

冰袋冷敷

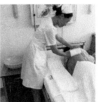

温水擦浴

高热患者

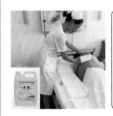

酒精擦浴

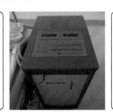

控温毯降温

冰袋冷敷注意事项

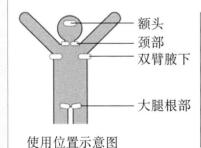

额头
颈部
双臂腋下

大腿根部

使用位置示意图

时间：不超过 30 分钟以免冻伤
腋下降温：50 分钟后方可测温
禁忌部位：枕后、耳郭、心前区、
　　　　　腹部、阴囊处、足底

温水擦浴注意事项

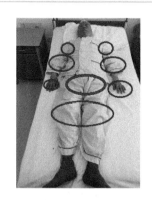

水温：38～40℃
部位：腋窝、肘窝、手心、腹股沟、
　　　腘窝处
时间：擦拭小于 20 分钟

酒精擦浴注意事项

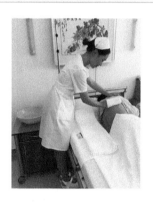

浓度：30%～50%
温度：30℃
部位：腋窝、肘窝、手心、腹股沟、
　　　腘窝处
禁忌：胸前区、腹部、后颈、足心

血液病、年老体弱者慎用

11 爱护眼睛，正确点眼

目 的

1. 预防和治疗眼部疾病；协助检查和诊断；眼部表面麻醉。
2. 正确掌握点眼方法，确保疗效。

正确选择眼药

眼科医生检查后
决定用药

正确点眼药

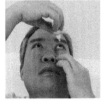

向下拉开
下眼睑 ✓

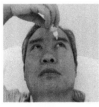

未拉开
下眼睑 ✗

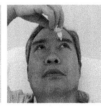

药水与眼距离
1~2 厘米 ✓

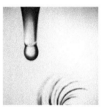

眼药瓶口
接触睫毛或
眼睛 ✗

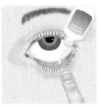

滴入下眼
睑结膜囊
穹窿部 ✓

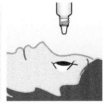

滴入
黑眼球处 ✗

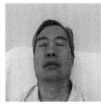

点眼药后
轻轻闭眼
3~5 分钟 ✓

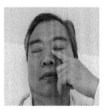

按内眼角
泪小管
2 分钟 ✓

注意事项

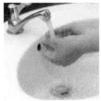

点眼药前洗手

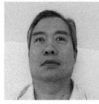

头部尽量后仰

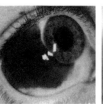

观察用药反应，
如感不适，及时就医

12 你会用开塞露吗

目 的

正确使用开塞露，
有效解除便秘。

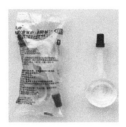

开塞露纳肛是解
除老年人便秘最
常用的手段

正确使用开塞露

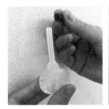
拔开盖子

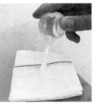
挤 2~3 滴至
纱布上润滑前端

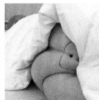
左侧卧位

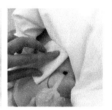
暴露肛门

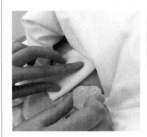
将头端缓慢完全塞入
肛门，挤开塞露使药
液完全进入直肠内，
挤后勿松手，缓慢取
出开塞露

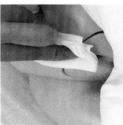
纱布擦净肛门

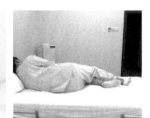
左侧卧位保持
5~10 分钟再排便

13 疼痛的评估与用药

目 的

消除疼痛给患者带来的痛苦，提高生活质量，促进功能快速安全恢复，减轻症状。

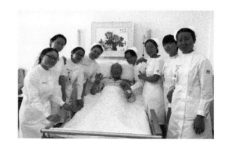

疼痛是什么

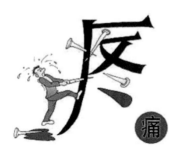

疼痛是一种组织损伤或潜在组织损伤所引起的一种令人不愉快的感受和情绪上的反应。疼痛是主观性的，是身体局部或整体的感觉

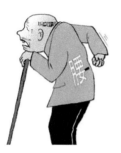

有潜在组织损伤

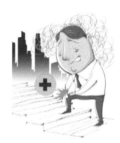

不愉快的感受

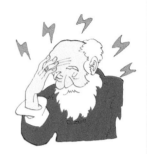

一种主观感受

面部表情测量图

图示 6 个不同的疼痛程度的面孔，请您从中选择一个面孔来代表自己的疼痛感受。

请您选择最能描绘您疼痛程度的脸谱告诉医护人员

无 痛	有点痛	轻微疼痛	疼痛明显	疼痛严重	剧烈痛

| 0 | 1 | 2 | 3 | 4 | 5 | 6 | 7 | 8 | 9 | 10 |

| 一点不痛 | 翻身咳嗽平卧时不痛 | 安静平卧咳嗽时疼痛 | 咳嗽深呼吸时疼痛 | 安静平卧咳嗽时不痛 | 安静平卧有时痛 | 安静平卧持续痛 | 安静平卧疼痛较重 | 疲乏无法入眠 | 持续疼痛难以忍受 | 全身大汗无法忍受 | 疼痛剧烈无法忍受 | 生不如死 |

MRS 评估方法　0：无痛；1～3 轻微疼痛（睡眠不受影响）；4～6 中度疼痛（睡眠受影响）；7～10 重度疼痛（严重影响睡眠）

痛了怎么办

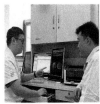 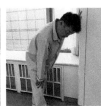 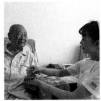 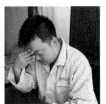

轻微疼痛告诉医生 ✓	忍忍就不痛了 ✗	按时服药 ✓	疼痛厉害才服药 ✗

疼痛治疗

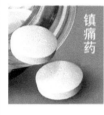 镇痛药

首选口服药

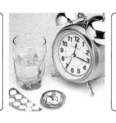

按时服药

阶梯给药

强阿片类药物
+/− 非阿片类药物（如 NSAIDS）+/− 辅助药物

3

弱阿片类药物
+/− 非阿片类药物（如 NSAIDS）+/− 辅助药物

2

非阿片类药物（如 NSAIDS）
+/− 辅助药物

1

给药方案

癌症三阶梯镇痛原则

	疼痛消失
阶梯 3：疼痛剧烈	强阿片类药物：如吗啡、芬太尼
阶梯 2：疼痛持续或增加	弱阿片类药物：如可待因
阶梯 1：轻度疼痛	非阿片类镇痛药物：如阿司匹林等非甾体抗炎镇痛药